憂鬱症，就是這樣

一個憂鬱症者的自白

李子玉／著

謹以此書
獻給和我共度艱苦歲月的親人和朋友

走出憂鬱的黑夜

白先勇

憂鬱症是一種極為複雜的生理心理、遺傳環境諸多因素互相循環影響形成的病症，以當今醫學之進步，還是無法說得清楚憂鬱症的病因。現在遺傳基因學說發達，把憂鬱症一古腦兒全歸咎基因，恐怕也未必完全正確。但現代社會患憂鬱症的人數遠比我們想像得要高，據一篇報導，美國經常有九百萬人在服用抗鬱藥「百憂解」（Prosac）。其實還有更多的人患了憂鬱症而不自知，或者不肯、不敢正視面對。這是一種極為折磨人的病症，患者如著了心魔般痛苦不堪，病重者往往走向自殺一途。

李子玉（玉瑩）曾罹患憂鬱症達八年之久，嚴重時刻企圖自殺三次，最後經過長年的掙扎奮鬥終於克服病魔，走出憂鬱的黑夜，恢復健康日子。她把她極端痛苦的患病經過從頭寫起：憂傷孤獨的童年、第一次婚姻的失敗，憂鬱病魔突然的襲擊、與第二任丈夫一同抗鬱，最後皈依佛教，掙脫心魔，得到平安。子玉寫這本憂鬱症者的自告，首先需要極大的勇氣，面對自己、面對社會。她能夠毫不遮掩將自己的病情記錄下來，而又對自己的病源病因作了非常坦白的自我分析，這表示子玉現在已經有了足夠的信心面對自己、面對憂鬱這個可怕的病魔了。

憂鬱症到現在還是不為多數人了解，華人社會更是視為隱症，李子玉坦然將自己的病情公諸於世，因為她有一個悲願，希望那些正在憂鬱症的黑夜中孤獨掙扎的患者，看到她這本自白書，受到鼓勵，因而奮起抵抗病魔、克服厄難。當然，每個人的病情不一，但我相信一些同病者，看到子玉這本坦誠的自傳，會感受到她那一份善心及溫暖。

李子玉的病根似乎都起因於她不幸的童年，父母早年離異，跟著外婆生活成長，可是外婆脾氣暴躁，動輒打罵，幼年缺乏親情的支撐。

子玉變得內向消極。有時候童年沒得到的親人的愛，一輩子也難補償起來，這是佛洛依德心理學派所研究的重大課題。第一次婚姻失敗，終於觸發了憂鬱症的侵襲。第一任丈夫，子玉的表兄是位正人君子，可惜夫妻緣份不長久，可能子玉當時已經病而兩人尚未警覺。當子玉的人生墜落深淵之際，第二次婚姻卻帶來了晚到的愛情，她與第二任丈夫當時哈佛大學教授李歐梵，正在享受新婚幸福的頭一年，憂鬱症的病魔又突然來侵。子玉與歐梵完全沒有防備。子玉這本書敍述她與歐梵兩夫妻合力抵抗病魔，兩人時而張皇失措，時而相擁對泣，這一節寫得最是感人。最後似乎上天垂憐，子玉結上了佛緣，在宗教的慰藉下，得以逐漸走出黑暗。

李子玉憑著勇氣、毅力、又很幸運得到丈夫的愛情支助，加上宗教的力量，最後終於剋制了憂鬱、解脫心魔。她首先跟自己達成了和解、跟臨終的母親互相諒解、跟生命取得了妥協，最後求得心靈上的安寧。所以她寫下了這本書，祝福其他同病者一樣獲得解脫。

自序

解開心靈的死結

李子玉

一直以來我有個心願：有朝一日要把自己的憂鬱症經歷寫出來，達到助己助人的作用。憂鬱症痊癒的初期，每次跟友人提起自殺的過程，有種震顫的感覺，從心裡發出來，讓我知道自己的病仍未完全好起來。若干年之後，我和朋友談起自殘的經過，已經不再口唇震動，心臟猛跳了，而且朋友聽來無不感到既驚險又生動，簡直就是一齣黑色的喜劇。我繪聲繪影說著，心中感到釋然。來到這一步，我曉得，是時候可以著手寫這部書了。

其實早在多年前，白先勇已跟我說：「玉瑩，妳既然可以說出來，那可以寫出來了，全數一傾而出，病就不會再犯了。」那時，我仍然缺乏勇氣把內心的積鬱全部和盤托出。畢竟我的大半生牽涉到不少與我生活過的人，我怕影響到他們的名聲。隨著歲月的過去，人生閱歷增加了，心胸比以前豁達多了，在開敞自我心懷的同時，朋友也被我的真誠感動，願意坦蕩心胸和我作心靈的溝通。這些人當中，不乏患有心理症的，我們的交往，可以彼此交流經驗，達到相濡以沫的作用。

憂鬱症折磨人的精神至深且痛。病發時的情緒之低落，令人感到如身陷深谷，伸手不見五指，欲要找尋出口更是是件不可能的事。在憂鬱的日子裡，我幾乎每天問身旁的親人說：「我什麼時候好轉？」曾幾何時我的病痊癒了，我又問另外的問題：「我的病何時會復發？」如此及覆的索問，產生了無盡的焦慮和絕望。那時的我真是傻！病既然可以痊癒，當然也有復發的可能性了。可幸，經過多次磨難之後，我漸漸悟到一個道理：憂鬱症並非絕症，它是能被治癒的，只要小心做好預防的工作，就可以不再復發了。

憂鬱症是種心病，我們常說：「心病還需心藥醫。」除了看醫師服藥之外，細心聆聽自己的身體語言，隨時反省自己的心思意念，檢視它是否有偏差、不平，和受壓抑的感覺。一旦有了這些感覺，即表示我們的心態失去平衡了。心理和生理互為表裡，病者正當此時定會感到身心俱疲，痛苦不堪。若要解危解困，必需自我釋放——從執著的思維中掙脫出來。往日的「春蠶自縛」，今日的「脫蛹而生」，都是一念之差而已。俗語說：「退一步海闊天空。」只要我們肯退一步，就這麼簡單，心靈的死結一下子迎刃而解。人還會憂鬱嗎？

方法說來簡單，實行起來卻一點也不容易。我無意跟讀者說教，只希望藉著這部憂鬱的自白書與大家分享人生的經歷。如果可以得到讀者的共鳴，從而得著些微益處，我於願足矣。

Chapter 1.

童年的回憶

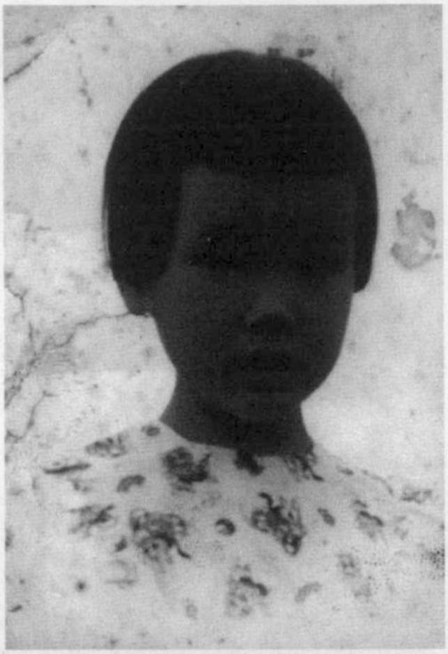

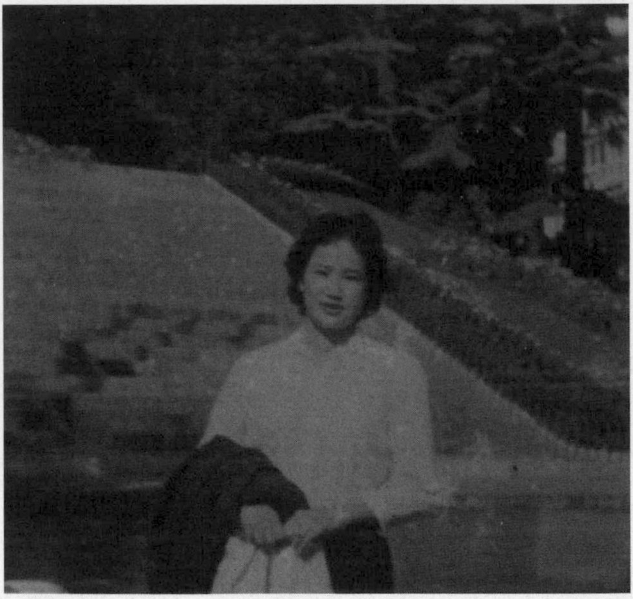

媽媽成了阿姨，讓年幼（右上）的子玉開啟了憂鬱。

外婆影響子玉至深。

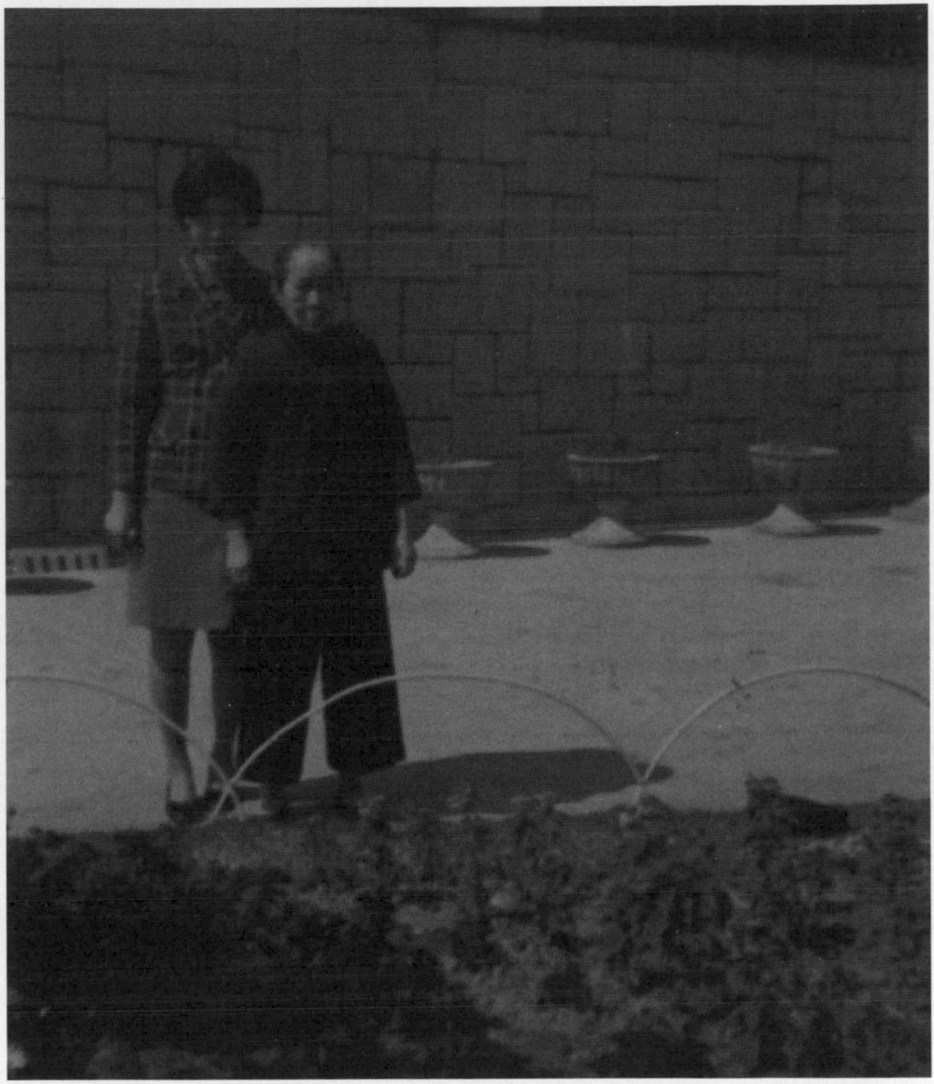

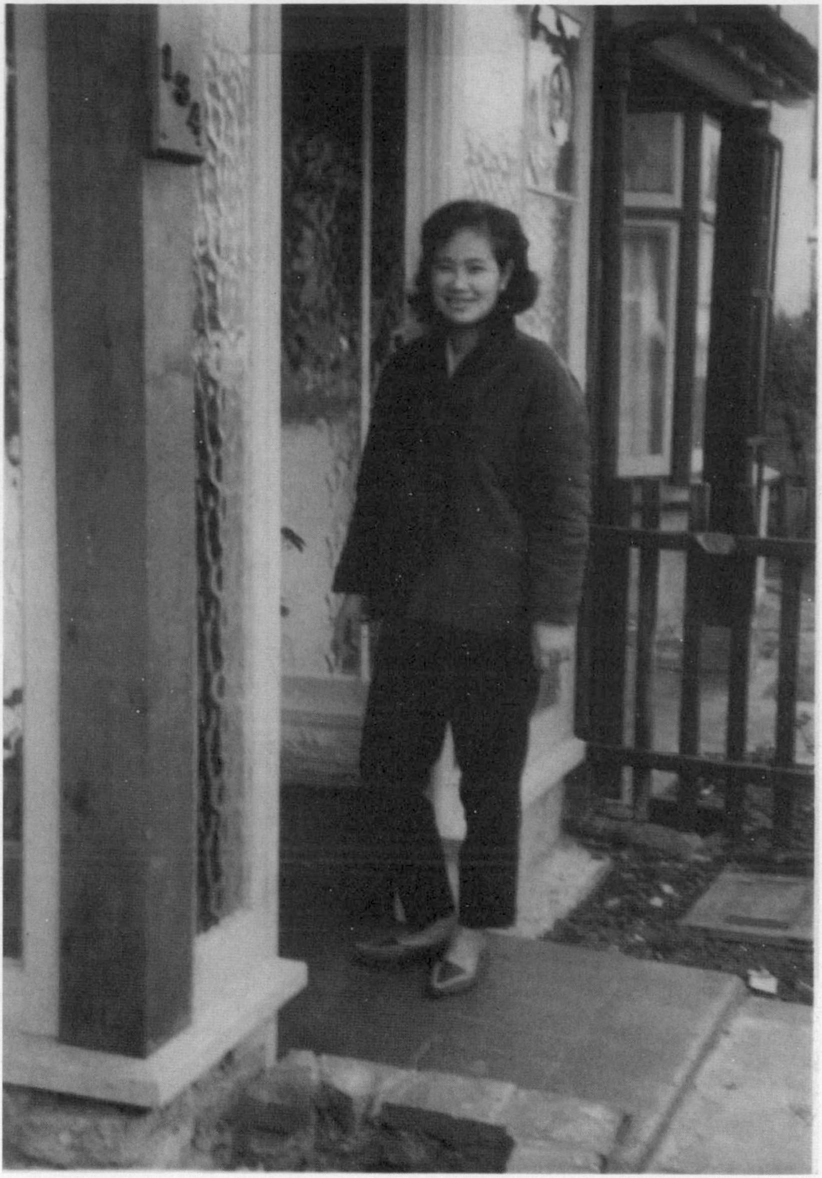

積極開拓自己人生的媽媽，是子玉年少時的偶像。

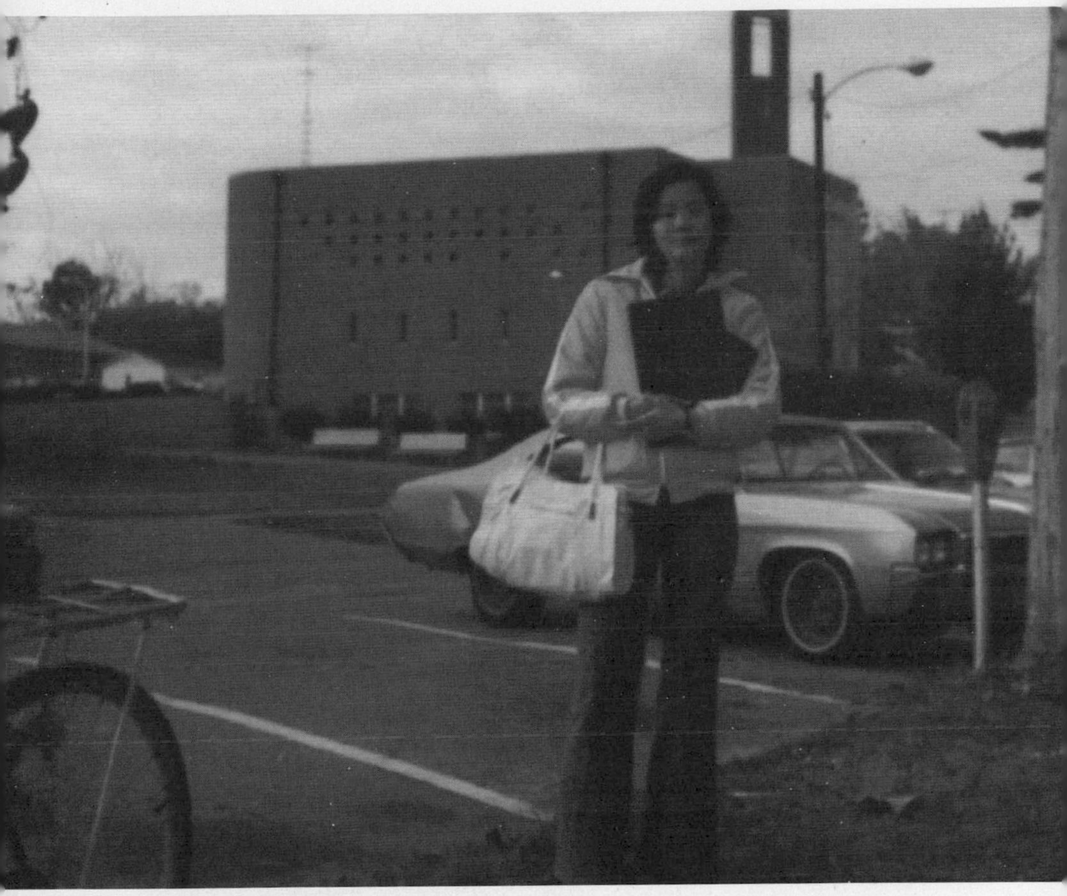

在美國讀社會學的子玉，依然多愁善感。

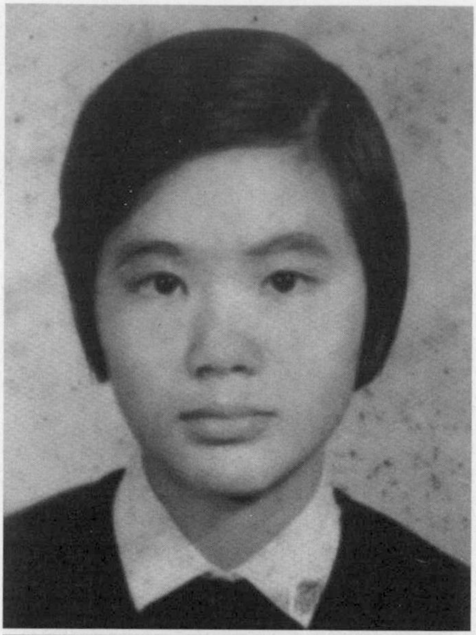
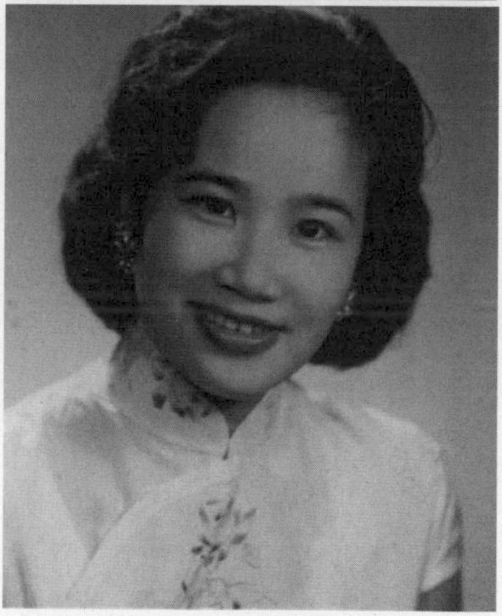
子玉（上）與媽媽（下）有幾分神似。

媽媽那大衣、高跟鞋、手提包的形象，是子玉夢寐以求的打扮。

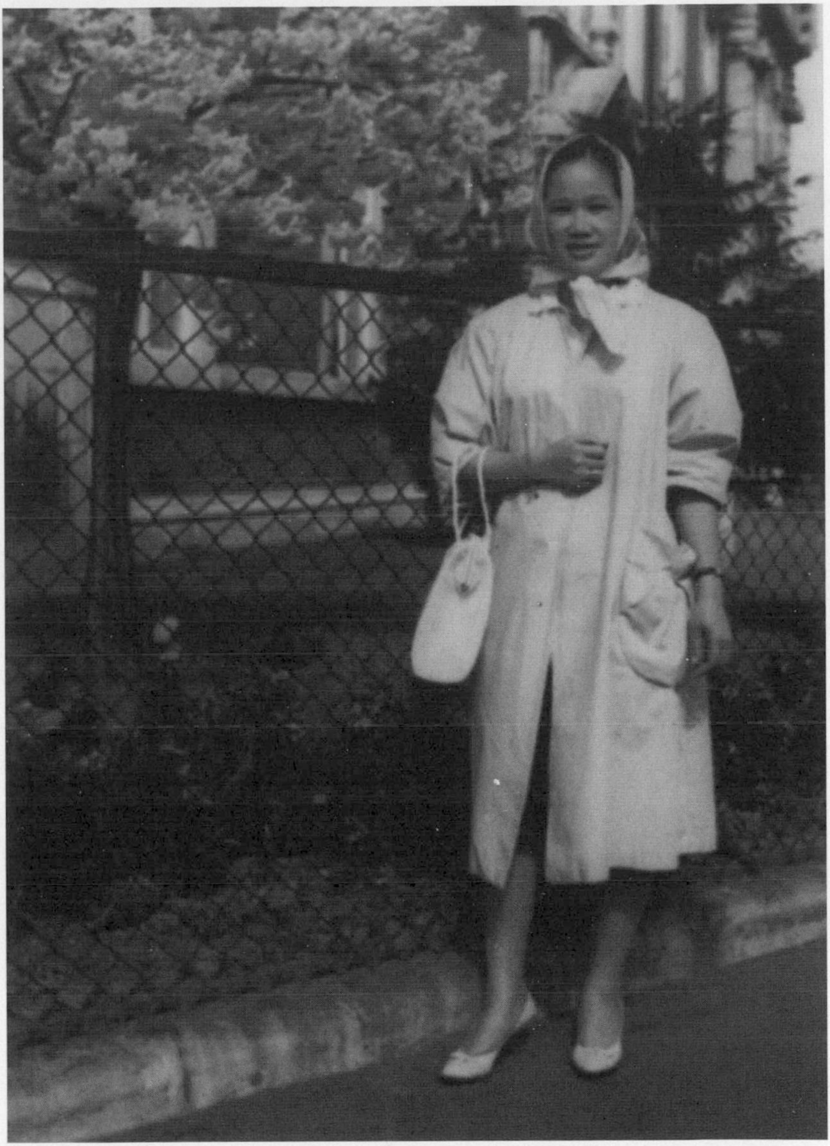

憂鬱的情緒是我大半生的伴兒，它一直追隨著我，不離不棄的。有時離我遠一點，有時卻近在眉睫，讓我揮之不去。

我以為自己在一九九二年以前，不曾患有憂鬱症。這種想法其實並不真確。打從童年開始，我一直受憂鬱情緒的困擾。直到第一次婚姻的失敗，才直接觸發了憂鬱症，情緒陷進了無底深潭，使我無法自拔，足有十年之久。

據我的瞭解，憂鬱症這伴兒，它樂意跟世上每一個人結伴。有人說，在人的一生中，總會有兩三回和這病相遇，只是程度有深有淺，日子或長或短而已。當然，這病的發生和個人的遺傳基因有關連，而性格的因素更是不可忽視。一般來說，得自上一代或幾代前的遺傳，那是沒法改變的了。若是因性格的傾向而導致的話，倒是可以在某程度上改善一點。俗語說：「江山易改，本性難移。」這話有是，也有不是。以我自己為例，多年以來，我從極內向的性格，藉著生命的磨難，學得較為外向了。外向的個性減少了許多心理的壓抑，潛藏在內心不快的情緒逐漸清除，負面的感覺也變得正面，人自然也相對地快樂起來了。

我的情緒病若非來自遺傳，是童年不愉快的經歷，加上內向敏感的性情，埋下了憂鬱的種子，這種子受到了多年來憂傷淚水的「灌溉」，發芽生長成了憂鬱的病根。所以呢！要說我的憂鬱症源頭，不得不從我的童年時代說起。

媽媽變阿姨，兒時愁滋味

辛棄疾的兩句詞：「少年不識愁滋味，愛上層樓，愛上層樓。為賦新詞強說愁。」我想，並非每個少年都不知愁滋味。我年紀小時已經曉得什麼是愁、什麼是憂、什麼是喜，以及什麼是悲。

從襁褓開始，我已沒了父親。他不是死了，只是跟我媽媽仳離了。媽媽為了養活哥哥和我，忍著心把我們交托外婆照料，她則隻身從廣州跑到香港謀生，匯錢養我們祖孫三人。一年後，她才申請我們三人到香港團聚。

我那時約莫四、五歲。媽媽結婚得早，二十歲未到已生下哥哥，到我出生時她還是個少女，與我生父離婚之時也才二十出頭。她生性也真夠堅強，自己沒受許多的教育，也沒兄弟姐妹的扶助，只有外婆一人願意分擔照顧我們兄妹兩人的事。她還是選擇離開小康的夫家，孤身闖她的人生路。

一九五八年中國大陸適逢大躍進之後的飢餓，五十多歲的外婆含辛茹苦的帶著我們生活，幸好那時接到政府的批准，讓我們離開中國到香港去了。我們先在澳門停留半年才正式移居香港；我們在澳門的生活是愉快的，有一段美好的回憶。

在香港，媽媽早給我們租下了一處安居之所，但是她沒有跟我們同住。我們住下後沒幾個月，她告訴外婆說她要結婚了。她的男朋友是位富家公子，而且是名門之後，可說是「簪纓世家」。媽媽以一個出身普通的女子，能夠遇上這麼好的婆家，著實不容易。更難得是，男友為了愛她，要迎娶她，願意為她隱瞞她已曾為人婦，且有子女的身世。那年代，一個離婚單親媽媽是難以再被名門富家接受的。媽媽搖身一變，從媽媽變成了姨媽，哥哥和我變成她的外甥子女了。這種身分的轉換，表面看來很簡單，但對於幼小而又敏感的我，影響卻是既深且遠的。

記得有一天外婆鄭重地和我說：「媽媽要結婚了，你們以後見她，要改口喊阿姨。如果遇上別人問到媽媽去哪兒了？可以說她在廣州未能出來。而爸爸呢？說他被汽車撞死了。」當時，我支吾含糊地點頭答應著外婆，小腦袋卻是混噩一片，怎麼也想不明白，為什麼我不可以直認媽媽，還得向人撒謊？這麼大的一個謊話，把我壓得很重。我需要一次又一次在腦袋裡反覆叨唸著，以備將來告訴向我查詢身世的同學。其後的好一段日子裡，我成了個滿懷心事的小女孩。儘管滿腹疑團，卻不敢向大人提問。更糟的是，我認為媽媽再也不要我們了。她有了新的家，她成了富家的三少奶，我們祖孫三人成了她的累贅。她每次回來看我們，都是一身錦衣，乘坐繼父駕的凱旋牌跑車回來。剎那間，媽媽呈現在我眼前的形象完全改變了——變得既親卻疏，既近又遠，她彷彿成了我心中的女神。我很想靠近她，卻被她的莊嚴震住了，不敢走近她的身旁，只能用我弱小的幻想力，想像她摟抱著我，親我的臉蛋兒。

現實中，有好幾次，媽媽半開玩笑地說：「阿瑩真不夠大方，鬼鬼祟祟的躲在婆婆背後，我又不會吃人。」她不知道我當時的感受，而且這種感受一直延伸地影響到我以後的害羞行為，還有更嚴重的缺乏自信心和自尊心。

婚後的媽媽只當了一年的阿姨，就跟隨姨丈去英倫留學了。我們要陪伴外婆，這是媽媽說的，需要留在香港。

這樣也好。在往後的許多年，我們反而可以在信紙上稱呼媽媽，比面對面叫阿姨來得親切自然。

外婆棒下威，委屈成憂鬱

外婆是天津人，十歲隨著當官的父親到廣州。官家小姐沒有機會念書，女子無才便是德，是件天經地義的事情。她對於自己不認得字一事，似乎也不怎麼顯得遺憾。只是偶然需要簽名才辦得成的，就得靠圖章蓋印了。有的時候，她會冒出一句：「你們外婆就是吃虧在沒讀過書，不然的話，我可不是現在的樣子，要靠女兒供養啦！」其實，我想她是在意自己是個文盲的。奇怪的是，她看見我用功讀書，會表現出一副不以為然的神情，幽幽地說：「看妳神經兮兮的念書，難道要考個女狀元不成？」我被她這麼一說，往往為自己的用力而汗顏；女狀元考不上，竟是個書呆子。有時會被她話挫了銳氣，心想：「我反正辦不成大事，馬馬虎虎就可以了。」往後的幾十年裡，我缺乏大志氣的性情，多少跟這種想法很有關連。

外婆的脾氣暴躁，媽媽說：「我阿媽一向很兇，連我爸都怕她，每次她打我的時候，爸總是跟她吵，要護我。但總是無功而返，最後反是他生氣出街了，不忍心看著她心愛的女兒被自己的妻子毒打。每次被責打後，我總會懷疑地想：『她是我的親生媽媽嗎？怎麼會這樣狠心打我呢？』」

媽媽的問題，無法找到答案。外婆的暴躁性格，也沒有隨著年齡的漸次老大而稍為溫和，仍然是辛辣的。這跟她愛吃朝天椒是否有關？那就不得而知了。

在外婆的管教下，哥哥受到的待遇和我很不一樣。照外婆的說法是，哥哥是男孩，將來要出外謀生，養活妻兒，因此必需在外頭廣結友朋。至於女孩子則絕對不能野性，應該多留在家中，做個幽嫻淑德的好女子。幸好我生性文靜，就算在家也不覺得無聊，只是在家的時間太長了，難免不受外婆的喜怒哀樂情緒的影響。在悠長的童年生命中，有幾樁事情是特別叫我印象深刻的，而這些事情的發生，更是影響到我後來的人生。

外婆信奉的一句話：「棒下出乖兒。」所以她管教哥哥和我的方法總離不開打罵，而且她脾氣猛烈，遇上心情不好時，那管我只是不小心打破了飯碗，也招來一頓責打。

人說：「閉門家裡坐，禍從天上來。」這類事情經常發生在我身上。外婆特別准許哥哥和鄰居的男孩子玩耍，可是男孩子一遇上爭執，很容易發生打架事件。若發現哥哥跟玩伴打架，外婆會十分生氣，也一定會嚴厲懲罰哥哥。外婆責打哥哥的同時，也一併把我責打一頓。她說：「阿妹，我也要打妳，免得妳自鳴得意。」我還摸不著頭腦，籐鞭已經打在身上了。待我哭過、她鬧過之後，我知道這是因為外婆的偏心。

她是個飽受傳統思想影響的女人，向來重男輕女，我自然成為傳統思想的犧牲品。對於外婆的偏待，我除了逆來順受之外，實在找不到任何宣洩的途徑。除了慨嘆自己的女兒身，也只能祈求上蒼讓我來生做個男兒漢，日子可能會好過一點。

我右手掌手背的中間位置上，可以很清楚看見一道圓圓的小疤痕。這疤痕是有一次被外婆責打時留下的，已經伴我幾十年了。那一天，我洗碗時不小心手滑，把一根匙子打破了。外婆罵了我幾句，我哭了出來。她最討厭看見我哭，她說：「看妳的衰樣，罵幾句就哭，要把我哭死是嗎？」我被她罵得越來越兇，也哭得越淒涼。最後，她隨手拿起爐邊的柴條打我。被打的當兒，本能的反應是走避，從二樓的廚房逃到一樓的街上。邊走邊哭，口裡一直喊著：「婆婆，我以後不敢大意了，我不會再打破東西了。」我雖然在認錯，卻沒有減去外婆的怒火，她大叫地咒罵說：「妳走嗎？我最討厭妳走避了。妳越走我越火大！我打死妳，看妳還敢走不？」這樣的一場大陣仗，驚動了樓下的鄰居嬸嬸出來勸阻。外婆卻沒有因此而停手。突然，我停止了哭泣。我知道只要止住了哭聲，不再走避她的鞭打，她就會不再打我了。

被打之後，我雖然停止了哭泣，但因為哭的時間太長了，也太厲害了，在吃飯的時候，喉嚨的抽咽一時停不了，我強忍著不讓它發出聲音，眼淚卻怎麼也禁不住流滿臉兒，咽頭感到痛苦不堪，飯粒含在嘴裡滯留不下。

那頓飯我沒有吃飽，外婆說：「妳既然愛哭，就讓妳哭個飽吧！不準妳吃飯了，快去洗臉洗澡睡覺去。」我如釋重負，梳洗後上床去。夜裡，待外婆睡了，我大被蒙著頭，偷偷飲泣，心想：「我今天究竟做錯了什麼事？婆婆既然不喜歡我，找一天我死了，該會記得我的。」如此的境況不是第一次了，而是重覆又重覆很多次。我的性格倒是越來越內向，也越來越壓抑。現在想起來，那時候，憂鬱的種子，已經開始萌芽了。

外婆認為哥哥是男孩，他可以放學後跟同學社交玩耍。哥哥離了家，人沒了拘束，很多時候會忘了外婆在家等他回去。外婆是個多憂多慮的人，每逢哥哥外出，假若超過晚上十時還不回家，她便開始擔心。她不停在房間裡來回走動，口裡喃喃地說：「衰仔，他究竟去了那裡呢？下次不準他出去玩耍。」外婆的焦灼神情，令我也不安了起來。等呀、等呀，半個小時過去了，仍然不見哥哥的蹤影。外婆忽然果決地說：「阿妹，我現在出去找他，妳留在家裡等我們回來。」我想阻止她出去漫無頭緒的找尋，但她意志已決，哪裡會聽我的話？

我一人待在房間，牆上的時鐘滴答滴答地響著，聲音越來越大聲，我的心跳頻率也越加快速。腦海充滿了可怕的思想：哥哥被壞人擄走了，外婆在路上被汽車撞倒了，倆人將不會回家了，剩下我孤單一個人。

如此想著、想著，心情越發不安。我背誦起主禱文，求耶穌保佑他們平安回家。時間一分一秒溜走，才二十分鐘，但感覺上已經過了漫長的一夜。用手摸摸發癢發熱的臉龐，才發現眼淚流滿了一臉。

直到看見他們雙雙攜手進入房間的當兒，我才長長地嘘出一口氣，差點兒要撲到外婆的身上，告訴她我有多開心看到他們能平安回到家裡來。然而，眼看外婆高高興興的吃著哥哥給她買回來的蛋糕，我發現自己的激動是多餘的。

夜裡臥在床上，我輾轉難眠。為何會這樣呢？是剛才的焦慮過度，心下餘悸未除？事後思量：被遺留在家，獨自等待親人回來的心情，這衝擊是何等巨大啊！而且一直影響到我的婚後生活。

前夫恰巧是個不愛打電話的人。有時候他有事外出，卻沒有準確地交代回家的時間。等不到他回來，我是睡不著的。這時我會披衣而起，推窗引頸外望，先是心急如焚，繼而唇焦舌躁。突然間，我驚覺到自己又一次回到童年時等外婆及哥哥回家的情境，只是當時像是無助的小孤女，此時則是深閨怨婦。同樣是極度缺乏安全感。

名為「缺乏」的種子在小時候已深深埋在心坎，若干年後才長出果實來。

有其母必有其女，婆媽都缺乏安全感

凡事有因必有果。依我的理解，憂鬱這因子早種在我母親的身體裡，在我仍是母親的胎兒時就有了。當時，媽媽懷著我，挺著肚子坐在家門前，眼睜睜看著丈夫挽著另一個女人從門前經過，從此便得在多個無眠的夜裡，等著丈夫回家。可以想像得到她的情緒是如何波動。母女心靈的相通，早在那時便確立了。她的心情起伏，我想我是感應到的。媽媽對婚姻缺乏安全感，是從實際的婚姻生活中感悟出來的；我缺乏安全感，則是得於母胎的影響。

媽媽十歲喪父，是外婆的獨生女。她父親歿後，全賴外婆含莘茹苦將她撫育成人。她為了要早日離開家庭，組織自己的家，便嫁給我的父親。父親來自一個大家庭，共有兄弟姐妹九人。他排行第九，素得家人寵愛。外表瀟灑英俊，卻自命風流，好拈花惹草。媽媽結婚時才十六歲，結婚一年後生下哥哥。我則在她二十歲時出生。我出生後未及二年，她提出了離婚建議。雖然她沒有多強的經濟能力，仍然堅持要爭取我們的撫養權。後來為了謀生，單身到了香港，才遇上了第二個丈夫。

命運之神似乎愛跟她開玩笑，後父跟我的生父，是同一類的男人。他們都出身優裕的家庭，卻缺乏男人應有的責任感。做為兩個沒有責任感的人的妻子，媽媽會有安全感嗎？沒有安全感的媽媽如何養出富有安全感的子女呢？

如果要深入為何媽媽缺乏安全感的底層原因，外婆該是最根本的源頭。俗語有云：「有其母必有其女。」本是北方佳麗的外婆，她隨父遠居廣東。初到蠻夷之地時，人生路不熟，語言各異。

我曾問外婆：「婆婆，妳的爸爸和媽媽是怎麼樣的人？他們的名字是什麼？妳有兄弟姐妹嗎？」這一連串的問題，外婆一律沒法回答得一清二楚。會是她故意忘記這一切的人與事嗎？

外婆嫁給江蘇籍的外公，兩個廣東以外的外省人，竟然以廣東話交談，也是件十分有趣的事情。中國人古語有云：「人離鄉賤。」我想外婆從小女孩開始，已經是個不快樂的人。一個離鄉的「賤人」，她能有安全感嗎？更何況她的丈夫早歿，她曾經含著淚對我說：「妳的外公忽然去世，他生前為官清廉，沒一點多餘錢。我不識字，不得擔，不得抬，只好替人幫傭，磨破十根手指頭才把妳媽養大。我的命真苦啊！」

我六歲那年（大約一九六〇年）媽媽隨她的新婚丈夫到英國留學。離去之前，她每隔兩個星期會來外婆家一次，帶我們到九龍城附近的茶樓茗茶，或到尖沙咀的樂宮戲院欣賞卡通片。由姨丈——我們的繼父——駕著一輛深綠色的「凱旋牌」跑車來載我們去看電影。車子前座是他們倆人，後座坐了哥哥和我。車子一經開動，一溜煙的功夫就到了戲院。姨丈還給我們買兩包甜爆米花和巧克力。我們兄妹坐一張椅子，一邊是姨丈，一邊是媽媽。在漆黑的電影院裡，我們吃著食物，眼睛瞪著銀幕，也不時偷眼看看媽媽。我感到快樂極了！我幼少的心靈從未有過如此幸福而踏實的感覺，巴不得電影永遠不要完結，讓我可以接近媽媽一下，多看她幾眼，多嗅幾下她身上的香水味。

美好的時光總是不長久。幾次後，媽媽告訴我們：「下個月初，我要坐郵輪到英國去。大概每年回來一次，哥哥和妹妹陪婆婆在香港。將來念完中學再接你們去讀大學。要乖乖的聽婆婆話，知道嗎？」媽媽早已決定的事，我們只有點頭應和的份兒。我們是她的累贅。她有權去追求她的幸福。我們有外婆答應照顧已經很幸運了。至於將來要接我們到英國念大學，是件很遙遠的事，誰都不能預先知道十多年後會怎麼樣。我雖然年紀小，卻很能體諒媽媽難處——我們是她的「外甥」兒女，怎麼可以跟著她到英國呢？我隱約察覺媽媽和我們的關係，將會從她出國過後開始日漸疏遠。我們真的是無父無母的孤兒了。

然而，媽媽出國後，我卻不覺得跟以前有太大的差別，只是從一個月見面一次改為每年見面一次而已。見面的機會少了，我反而可以在信裡表達對她的思念。最大的好處是我可以在信上稱她媽媽，這是我難得的安慰。平日和媽媽的相處中，我有些彆扭，而她的態度也是欲拒還迎，令我很不自在，反而及不上文字的交流來得舒坦自然。因為藉著書寫，我只管自説自話，看不見她的臉容反應，省卻了許多不必要的害羞情緒，而且説話的結巴可以被文字撫得平順流利。我想像著媽媽讀信的表情，是否會嘴角泛著笑意，把我的信捧讀再三？起碼，我願意讓自己這樣幻想著。

我很喜歡寫信給媽媽。她卻是個不愛寫信的人。通常我給她三封信，只有一封回信，而且都是短短的幾行字，內容也是千篇一律，我幾乎可以猜得出她要寫的是什麼。久而久之，我漸漸失去寫信的興趣。

外婆總是很高興收到媽媽的來信。媽媽的來信可以消除她的憂慮。信來了，表示媽媽的平安。通常每個月初，媽媽會隨著寄來的家用匯票，附上一紙短函。外婆接著了，似乎就心滿意足了。但可恨是媽媽，有的時候只用白紙包著匯票，連片言隻字都厥如，這才教人失望。

經濟是生活中最大的隱憂

媽媽是個大情大性的人，她遠離了人口繁多而又規矩森嚴的婆家，一雙小兒女又得到母親的照管，我想她是自由自在的。可是她並沒有體會到慈母的心。外婆幫媽媽照顧我們有十多年，從哥哥一周歲到十八歲。在這漫長的歲月裡，生活環境沒有比之前好很多。

我希望她多匯點家用，多寫些信回來。一向多憂多慮的外祖母，時常為了收不到媽媽的家書而睡不穩，食不甘。加上媽媽寄來的家用僅夠糊口，有時外婆多生一場病，多看了兩回醫生，生活即顯得捉襟見肘了。每逢遇上這種情況，外婆總是整日唉聲歎氣，坐立不安。那時我才只有六、七歲的年紀，除了上學，每天看著外婆的愁容，聽著她的嘆息，若加上她生病了，臥在床上輾轉呻吟的聲音，更是令我心情焦慮。

印象最深刻的一個景象：在冬天的黃昏裡，一抹斜陽畫破灰白帶橘紅的雲彩，寒風發出嘶嘶如馬兒的嗚聲，偶爾街上傳來車輛的馬達聲，還有的是我拳頭輕輕捶打外婆腰背的聲音，配上她的呻吟聲。我眼睛望著越來越暗的天空，腦海裡充滿了恐懼，害怕外婆一下子沒了呻吟聲，她忽然死了，我和哥哥就真成孤兒了。這樣的一幅圖像，在我童年時代，不知重現過多少次。每次都讓我幼少的心靈增加了一重的負擔。

於是，害怕生病成了我終生的恐懼。當我生病的時候，從來不敢發出呻吟聲，生怕這聲嚇驚了身旁的親人。

曾經有幾次，月頭到了，家用仍是蹤跡渺然。外婆等著錢買米。假若遇上哮喘病發，連看醫生的錢也沒有。到了這個時候，只好跟鄰居的梁婆婆暫借一點錢應急。

梁婆婆也有兩個孫兒，她的女兒也是改嫁了，女婿年紀比較大，是個富有的美國華人。梁阿姨婚後住在美國，和前夫生的一雙兒女則托母親管教。外婆有時慨嘆地說：「我和梁婆婆真是同人不同命，人家的女兒多體貼自己的媽媽呀！」這話也是有感而發的。我曉得她的心情，向他人借錢委實不易開口。外婆說：「我臉皮最薄了，借到的錢拿在手裡，真的是抬高頭、忍眼淚，心中戚戚然啊！」

有一次讓我畢生難忘的經驗，是我和外婆共同經歷的「當押事件」。什麼是「當押」呢？六〇年代香港各處都有當鋪，當鋪者，是窮人把家裡值錢的物件，暫存押給當鋪，鋪裡的店員先把物件估量一下價值，然後給押金、寫贖票，當然也抽取了佣金，待以後當物件的人拿錢來取回物件，這種行為就叫「當押」。

那次外婆把家中唯一值錢的金戒指拿去當鋪抵押。事前她神秘兮兮地說：「阿妹，妳來幫婆婆做件事。待會兒我進當鋪去押金戒指，妳幫忙給我『睇水』。」我問：「怎樣『睇水』法？」外婆說：「我進入當鋪，妳在門外看守，過五分鐘給我打個可以出來的訊號，我怕被熟人碰著。」經她這麼一說，我禁不住緊張起來了，深感自己責任重大。

來到當鋪門前，我倆不約而同瞪大眼睛，前後左右、四周張望一回，然後她以迅雷不及掩耳的手法，一個箭步跨進當鋪裡。過了五分鐘的功夫，眼看沒有熟人經過，我遂大聲喊：「婆婆可以出來囉！」咦？沒有看見外婆的身影？又等了兩分鐘，我只好跑到鋪裡看個究竟。只見外婆如小矮人般站在比她高幾個頭的臺下。她怯生生地低聲說著一串話，連我也聽不太清楚，遑論臺上的當鋪掌櫃大人，他不彎下身來，根本看不見她。我示意外婆大聲喊出來，加上我跳躍招手，好不容易才完成了那宗交易。以為可以鬆一口氣，誰知雙腳甫踏出門檻，一分鐘不差，迎面遇上了從門外經過的房東太太。那一刻，我看見外婆的臉是紅通通的，表情似笑非笑，尷尬地向房東太太點點頭，一手掐著我的小手，匆匆往家門走去。我的心臟砰砰亂跳，彷彿要從口中竄出來了。我知道回到家裡，我將沒有好日子過，皮肉之苦是免不了的，誰教我沒有盡忠職守呢？

事後被鞭打的皮肉之痛算不了什麼，心靈所受的創傷才最深刻。我體驗到的事實是：「貧窮似乎是件羞恥的事。」一若不，外婆為什麼怕被人撞見她上當鋪呢？大概她認為典當東西並不是件光榮的事。後來竟然真的被熟人遇上了，她的反應也嚇了我一大跳。我會被杖責，也是由於她的羞慚而來。她沒有膽量，也不知有權利要求女兒多寄些錢給她持家。她只知道老來從女，女兒若不懂得體貼，只好勉強遷就了。當時年幼的我，也沒有足夠的智慧洞悉其中道理。到了我知曉世事的時候，外婆已經不在人世了。可憐她一生吃盡苦頭，從來沒有機會過好日子。

外婆的知命，媽媽的跌宕

外婆終其一生，沒有任何享受，反而時常為生活所困。在六〇年代，香港塑膠工業發達，她時常托人拿一些手工業在家加工，賺取微薄的報酬。但是她從來沒有抱怨媽媽的不夠體貼，沒有給她寄來多餘的錢，讓生活過得豐裕一點。相反的，我這小妮子看在眼裡，會替外婆抱不平，認為媽媽在英國開飯店，乘賓士跑車，為何不多寄一點家用回來，好讓我們祖孫三人的生計能稍為優裕些呢？

相比於外婆的遭遇，媽媽的命運稍為好一點。畢竟是遲了一代的人，媽媽有能力去改變和創造命運，外婆卻只能認命。外婆從小被灌輸的思想，什麼三從四德，什麼女子無才便是德等，遠在她還是個小女孩開始，這些道德誡律早已成了她頭上的緊箍咒，讓她動彈不得。我聽了外婆的許多名言，雖然每句都有它的道理，但是詳細分析起來，正是她的思想中心所在，也主宰了她的一生。像是「落地喊三聲，好醜命生成」、「一床兒女不及半床丈夫」、「命裡有時終須有，命裡無時莫強求」、「食多少，吃多少，都是命中注定的」、「不怨天，不尤人，安心來吃眼前飯」、「百世修來共枕眠」……其實還有許多是我記不起的外婆語錄。總結來說，她的思想一點也不艱難，就是她相信緣份，更相信命運，當然她也認命。既然認了命，還會起心去改變命運嗎？所以她是消極的。另外一方面，她也是樂天知命的，這為她坎坷的命運，減去了不少的心理壓力，正如她時常說的：「命裡有時終須有，命裡無時莫強求。」不強求就可以心安理得了。

媽媽雖然有能力改變命運，但是改變是媽媽的主觀願望，最終是否能夠改變卻不得而知。媽媽和我的生父的婚姻生活不愉快，她不願委曲求全，縱然已經有了兩個孩子，仍然要求離婚，單身移居香港，找尋新生活。表面看來這是她人生中的一大轉折，但有誰可以證明這是她一手創造出來的命運？或是，這原來就該是她的人生走向？

在改變和創造命運的過程中，媽媽經歷著跌宕的人生；一時波濤洶湧，一時風平浪靜。洶湧的浪濤把她的意志磨練得更堅強，平靜的風浪反而令媽媽缺乏了鬥志。記得那一年她從英國回到香港長居，那時她才四十歲出頭吧！繼父去了印尼做生意，她一人在港跟她夫家的姨媽生活在同一屋簷下。所謂「相見好，同住難」日子久了，兩代人生出齟齬是在所難免的。媽媽常常悶在房間裡，或躺在床上看小說，或到朋友家搓麻將。沒有牌局的日子，她是很寂寞的。繼父每年才回香港一至二次，她也懶得到印尼看他。她說：「印尼有什麼好？天氣又悶又熱，物質生活又落後，我才不願意住到那種地方呢！」媽媽既然不願意嫁雞隨雞，繼父也沒有辦法。

有一天，媽媽從香港打長途電話到美國的芝加哥。那時哥哥和我同在美國留學。媽媽哭訴著要和繼父離婚，因為她到印尼探望他，無意中卻發現了他有女朋友。哥哥和我在電話裡，跟她輪流說著話：「媽，如果妳離了婚，以後還要再結婚嗎？」她幽怨地說：「結婚？大概不會了，都快五十歲了，還結婚幹嘛？」我們說：「如果不要再婚，勸妳最好不要離婚了。不離婚的話，老爸還得要養活妳，對嗎？」她沒有答腔，我想她是同意。其實，她要求離婚也不是頭一遭。多年前在英國，繼父有個洋女友，被媽知道，也曾鬧過分開，後來被她婆家的人勸止。繼父是個風流男人，長得英俊瀟灑，家世又好，更懂得如何取悅女性。媽媽的命途多舛，總是嫁給花花公子。外婆說：「妳媽媽愛漂亮的男子，長得好的男人往往沒良心，她就是沒有學乖，一次又一次的犯錯。我想這是她命中注定的，一點由不得人作主。」

媽媽雖然在人生的路途上吃了不少苦，但也享了不少的福，和外婆比起來，她算是幸運。在她晚年的歲月裡，不止一次向我表示：「唉！我的一生真是曲折離奇。說好嗎？算不上。說壞嗎？也不是。我有過很苦的日子，也享受過很豪華的生活，去過的地方也不少。我生命中的兩段婚姻，雖然都有缺失，卻都是我自己的選擇。我從來都不後悔自己做的事。」媽媽說的對，有自由選擇的權利是幸運的。外婆就沒有這種自由。小時候她被父母從老遠的北方帶來廣州，結婚當然也是媒妁之言，而她把最後的人生奉獻給哥哥給我，也是沒有選擇的。可以說是外婆放棄了自己的自由來成就媽媽的自由，讓她可以遨翔萬里之外。

媽媽的確得到了自由，卻付出了失去親情的代價。她跟外婆的關係不很親密，連外婆去世了，她也沒有回來奔喪，就靠不滿二十歲的哥哥和我辦妥一切事宜。

關愛與負擔，矛盾的母女情

我和媽媽的感情也不深厚。她沒法瞭解我，我也不夠體貼她。我們相聚的時間少，縱然大家同住在香港，也很少見面。我從來不讓她知道我的喜與憂。患憂鬱症八年的歲月裡，我不曾告訴過她關於我的病情，她也從不敢問我。惟有最後一次發病時，她接我住到她的家中。我只待了三天就堅持回到自己的家。不是她的照顧不夠周全，只是我無法承受那遲來的、沉重的親情。我寧可選擇獨居，讓自己的情感傷口慢慢癒合。

我真的不需要媽媽的照顧嗎？

自從外婆去世後，我和哥哥相依為命，早已養成獨立的性格。離婚之後，我更是可以過著獨來獨往的生活。我這裡所指的「生活」，指的是經濟生活的獨立、和日常衣食住行的生活，卻不包括感情生活。為什麼我離婚後得了憂鬱症？是因為感情驟然感到空虛了嗎？這只是表面而又直接的原因，那深層而又間接的因素，卻不是簡單幾句話就可以說明。我需要媽媽的照顧是不爭的事實，哪個小孩不需要媽媽？但是，遲了幾十年才得到的親情，感受又是另一番滋味。親情反而成為我的負擔，讓人無法享受。一個小女孩渴望獲得媽媽的關愛，卻什麼也沒有，渴望變成了失望，由失望到壓抑，媽媽的愛反倒變成無法消受的負擔。極其矛盾的情感，卻是千真萬確。

外婆去世五年，繼父和媽媽先後回到了香港。他們回來辦繼爺爺的身後事。繼嫲嬷早已過世，亦即他們家裡的老人家都已故去，他們的顧忌也沒了。媽媽有天忽然跟哥哥和我說：「我希望你們能夠改姓李，姨丈（繼父）歷來待你們不錯，供食、供住、供教育，他視你們為親生兒女，隨他的姓氏是應該的。」我們可以拒絕媽媽的要求嗎？我們和繼父其實不很親，但為了媽媽，我們都願意改姓。其實，我們原來就姓李。媽媽離婚後要我們隨她姓王，現又恢復姓李。人生本就是如此荒誕，我們也不以此為念。

我們找律師辦改姓手續並不麻煩，只是到了通知朋友的時候，倒有點難以啟齒的尷尬；該怎樣和朋友解釋呢？忽然之間從王玉瑩改為李玉瑩，這牽涉到我的身世問題。身世之於我，有著複雜的、神祕的、甚至羞恥的意味。我向來不願意提到自己的出生。從外婆要我改口稱媽媽為姨媽開始，在幼少心靈裡早已認清自己不會是個光明磊落的人，因為我需要說謊來隱瞞自己的身世。改姓之後，我和哥哥的身分曝了光。我從繼父姨媽的口中聽見一些聽難的字眼：「她這油瓶女真夠運氣，竟然得便宜老爸的寵愛。」油瓶女這名稱，以前從粵語片中聽來，那時並不知道是何含義，但是說者表現出一副輕蔑的表情，使我意會到油瓶女不是什麼好東西。沒想到我竟然也當起油瓶女來。二十歲少女的心，頓時被羞辱了。好幾次我偷偷背著繼父哭泣，更不敢和媽媽哭訴。對於這些閒言閒語，我無法充耳不聞，使得我對媽媽的怨恨，又加深了一層。

母女的關係原來就是複雜的，並非只限於我和媽媽這雙母女。我們彼此之間的感情似是更加糾纏不清，恩怨難分。在血緣上，我是媽媽的女兒，我身上流著她的血。我們雖然不常在一起，但我的言行舉止和身材樣貌等等，無一不像她，甚至説話聲音也和她十分相像。然而，我們的想法又是如此大異其趣。長期分離加深了彼此之間的疏離感，我們有母女的名，卻沒有母女的分。我知道應該孝順母親，可是卻沒辦法跟她親密，我們中間總是隔了一道難以跨越的橋。我不時徘徊於理性與情感之間，痛苦掙扎。常常撫心自問：「我對媽媽是否不夠好呢？」丈夫和哥哥異口同聲説我是個乖女兒，做足了女兒的本分。媽媽去世後，我後悔沒有待她更好一點。我快樂、我憂鬱，都沒有跟她説；我沒有對她表現得很親熱、更和氣。我不曾跟她吵嘴，也沒有與她直抒胸臆。

曾經有一段長時間，我與她面對面談話的時候，甚至不正眼看她，似乎我害怕她看出我眼底的恨意。我知道看人眼睛説話是禮貌的行為，卻始終沒辦法看著她的眼睛。媽媽的眼睛很美，既圓又大，而且清澈。年輕時的她，就憑著這雙美目，深得丈夫和婆婆的歡心。二十多年之後，媽媽長胖了，眼睛依然美麗動人。

小時候我是多麼的渴望媽媽的慈愛眼神！哪怕只是瞬間一瞥，就讓我感到甜美，數天不會忘懷。可惜，她要關注的人和事太多了。外婆説她選的丈夫都是「靚仔」——英俊的男人。我小時長得並不美，有好幾回，她瞇著眼看了我一會，批評我生了一對鬥雞眼、突額頭、嘴巴厚而長，活像一隻小豬。後來我還得了「豬仔」的渾名。我知道「豬仔」並非代表可愛，而是醜與愚蠢的代號。媽媽很少帶我們逛街，偶然要去，她只帶上哥哥，從來沒有我。

媽媽移居英國十餘年，回港長住的那一天，哥哥和我去接機。回到我們家後，大家坐在客廳話家常。媽媽一直微笑地看著我說：「阿瑩長大了、也變漂亮了，難怪人說女大十八變，才一會兒，醜小鴨化作美天鵝了。剛才在機場門口，差點沒把妳認出來呢！」我心頭一熱，眼淚差點淌下來。心想：「媽媽，妳今天終於有空把我看個仔細了。」

從此，媽媽每次跟我見面，總會盯著我的臉，像是永遠看不厭的樣子。到頭來，我反而感到很不自在，而且內心有點莫名的反感。反感什麼呢？一時又說不出所以然來。怕是一直渴求的關懷，現在終於得到了，卻成了感情的累贅，很想甩掉，卻又於心不忍。

中年時的媽媽是寂寞的。繼父在印尼營商，她一人在港獨居多年。那時我已經和文正表哥結婚並住在美國芝加哥。連續四年的秋天，她揹著幾箱行李，從香港飛到美國探望哥哥和我。她到美國的目的，非為旅遊，純粹為看望我們而已。更深層的原因，我猜是專門為補償過失而來。她帶來了很多禮物，還每天替我們燒飯，意欲尋回那失去的歲月。媽媽的心情，實在太明顯不過了。奈何時光並不會倒流，親情也難以恢復。她的幾次來訪，非但沒有增進母女之間的情誼，反而給我添加了無限的罪疚感。這種感情一直延伸到我跟歐梵結婚之前。婚後，因為有了歐梵在中間作潤滑劑，我們的關係才有些改善。

後來我移居波士頓，才半年就憂鬱症復發。我們母女同時受著病魔的折磨。她的病在於生理的，是癌症；我的則屬於心理的。我們隔著一個太平洋，全賴一條電話綫傳達信息。初時一天、兩天一通電話，我受不了，想到媽媽的病，又念到自己的情緒。別人說的母女同心，反倒化作我的情感負擔。就算改成一星期一通電話，也是個沉重的擔子。每當電話鈴聲響起，我的神經線立刻拉緊，以毫無情感的語調跟媽媽隨便敷衍幾句。媽媽是聰明人，過了一陣子，她的電話就減少了，最後是半個月才一次來電。我的內心卻因此而愧疚——媽媽沒做錯任何事，只是我的心情不對而已。

我對媽媽的愧疚感，如此來來去去持續好幾十年，其中的愛恨交織，理不明、說不清的複雜情緒，直到媽媽離世前的兩星期才整理清楚。我相信媽媽是帶著喜悅的心情離去。她沒有遺憾，因為她至愛的女兒，最後原諒了她。我們互不相欠，她可以含笑九泉了。

媽媽和我的情感從來是複雜的。其中包括了血濃於水的親情，也因為「親情」這兩字卻把我們卡死了。我們實際接觸的機會不多，因此，彼此的瞭解有限，母女之間的靈犀一點通成了溝通的橋樑，卻還是不夠。我們彼此都是倔強的女人，許多心裡話，不願輕易說出口，於是拚命壓抑，讓原來鮮活跳躍的情感小魚兒，經過多年的壓縮，變成了乾涸的鹹魚。

情感抑壓的過程裡，我的心中充滿了自憐、自責、自怨自艾的情緒，把我推到憂鬱的深淵。怨恨之火蒙蔽了目光，母女各自陷入了黯黑的感情漩渦裡，載沉載浮好多年。誰說母親不愛女兒？若然不愛，她不會千里迢迢到美國芝加哥探我，還寄來幾箱禮物。女兒親媽媽也是天生的，卻遇上了後天形成的陌生感，兩者碰頭，擦出了矛盾的火光，叫人心頭焦灼，失了相處的方寸。年年月月過去，女兒盼親情，媽媽不斷補償，施與受的時間就是湊不合時，母女徒呼奈何。

幸好媽媽病重之時，彼此願意打開心懷，有了一段深情的對話：「媽媽對不起妳。妳還是小女孩的時候，我沒有親自照顧妳，以致令妳有缺失，間接造成日後的憂鬱症。」我說：「媽媽，每個年輕人都會犯錯，何況妳有追求理想的權利。我現在有歐梵疼愛，我很好，妳可以放心。我們誰都不拖欠誰，好嗎？」媽媽聞言，肉體的痛苦令致肌肉抽搐的臉容泛起了笑意。我又何嘗止得住淚水？它把我內心的自責，自憐和怨恨的情緒都沖洗乾淨了，不留一絲瑕疵。母女四目交投，流淚眼看流淚眼，斷腸人看斷腸人，我明明白白地感覺到，我們的心洋溢著一片歡喜。媽媽以慈愛的眼神撫摩著我的臉兒，曾幾何時我一直企盼著親情，在這一刻，我終於得到了，原來真的是如此的甜美。我良久捨不得離開她的目光。從那天開始，我接受了自己，也原諒了媽媽。我知道，愛自己才可以愛媽媽。現在媽媽雖然不在了，每次想到她，就看見她那雙澄清如鏡的眼睛，它點亮了我的心眼，叫我可以清晰的望著生命的前路，踽踽而行，不帶一絲的遺憾。

Chapter 2.

從少女到少婦

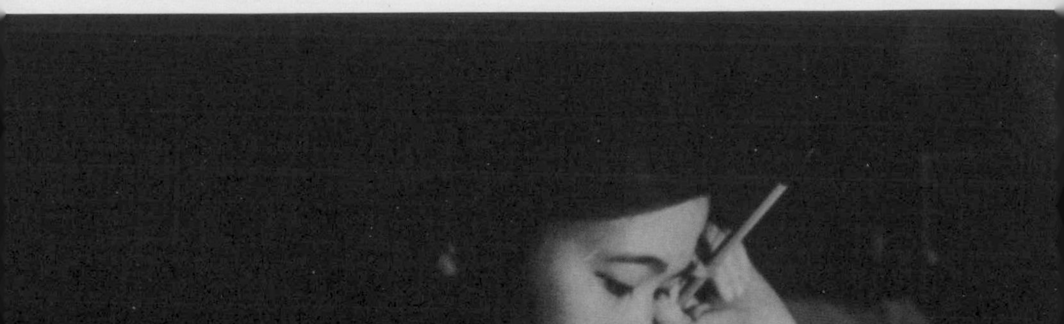

子玉的文藝少女時期。

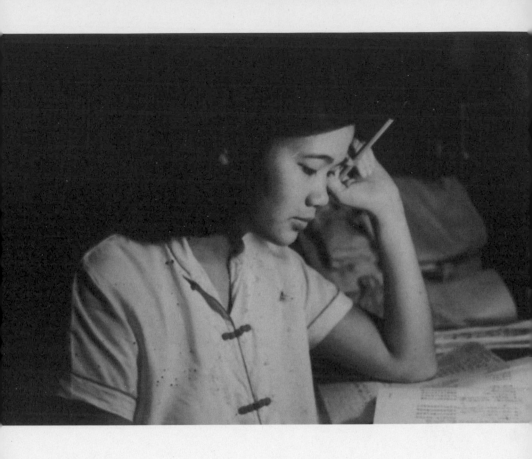

讀中文系的子玉，喜歡沉浸在書本中，
順便扮起女主角的模樣。

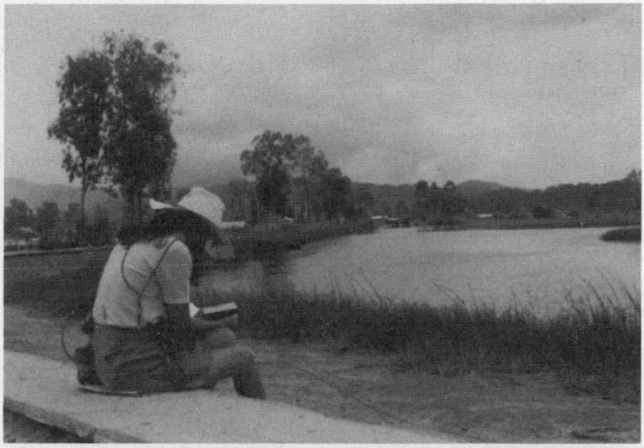

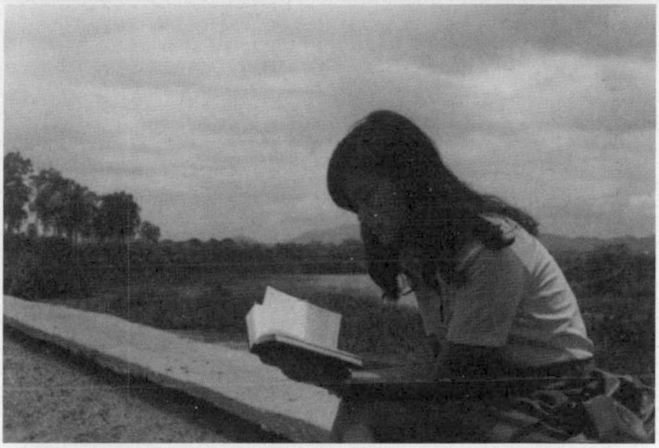

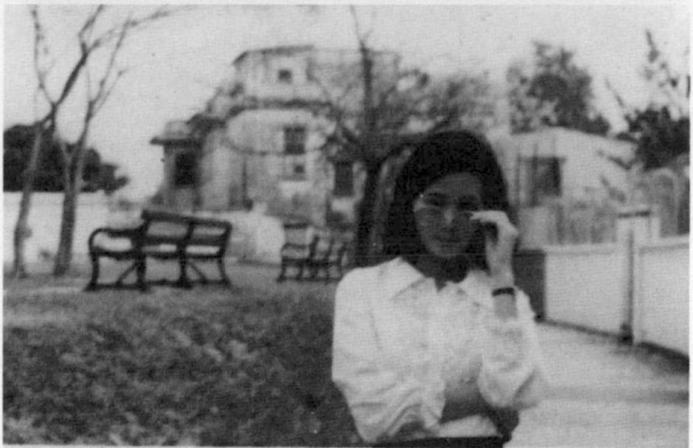

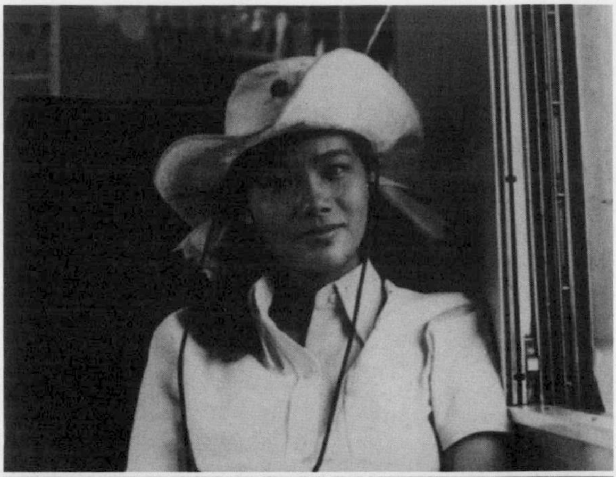

子玉開始面對人生的旅程，不知遠方有什麼等著她？

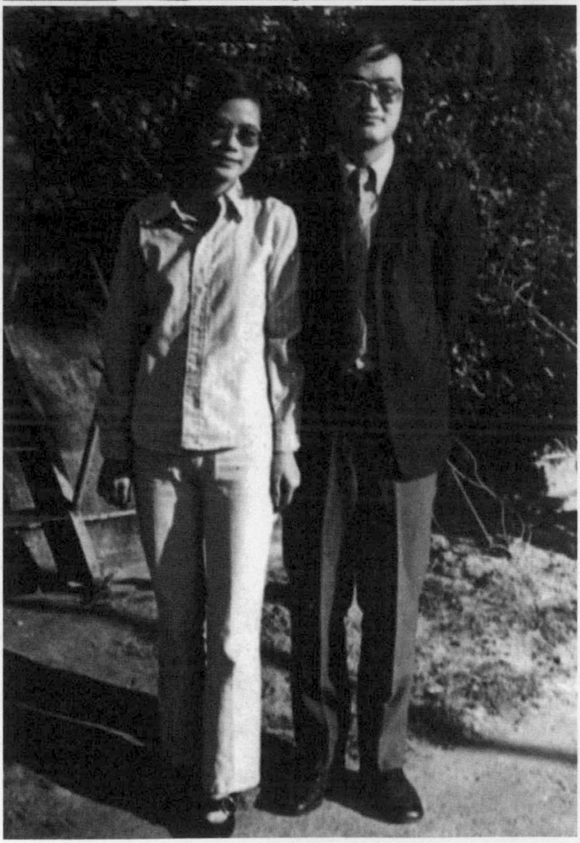

子玉與哥哥曾將此照片寄給遠在英國的媽媽。

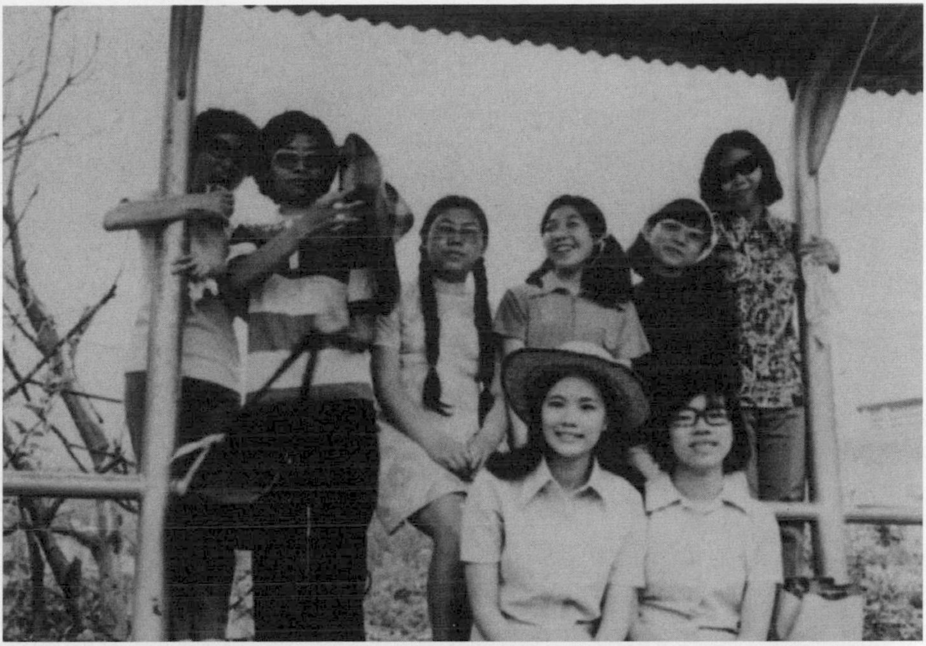

子玉讀書時最快樂的時光，就是與一群好友相知相惜。

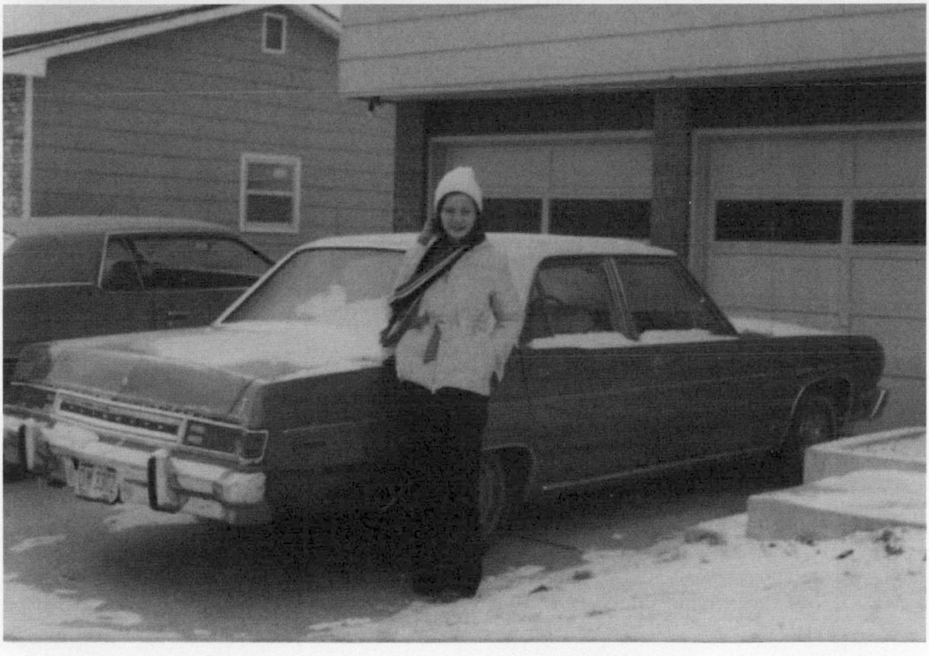

芝加哥的霜雪，與子玉心中的冰，都等待春天到來。

子玉與好友曼莉合照。

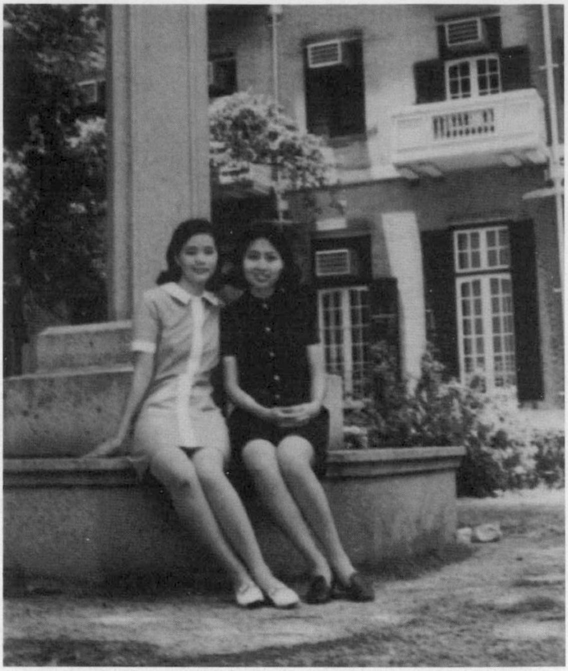

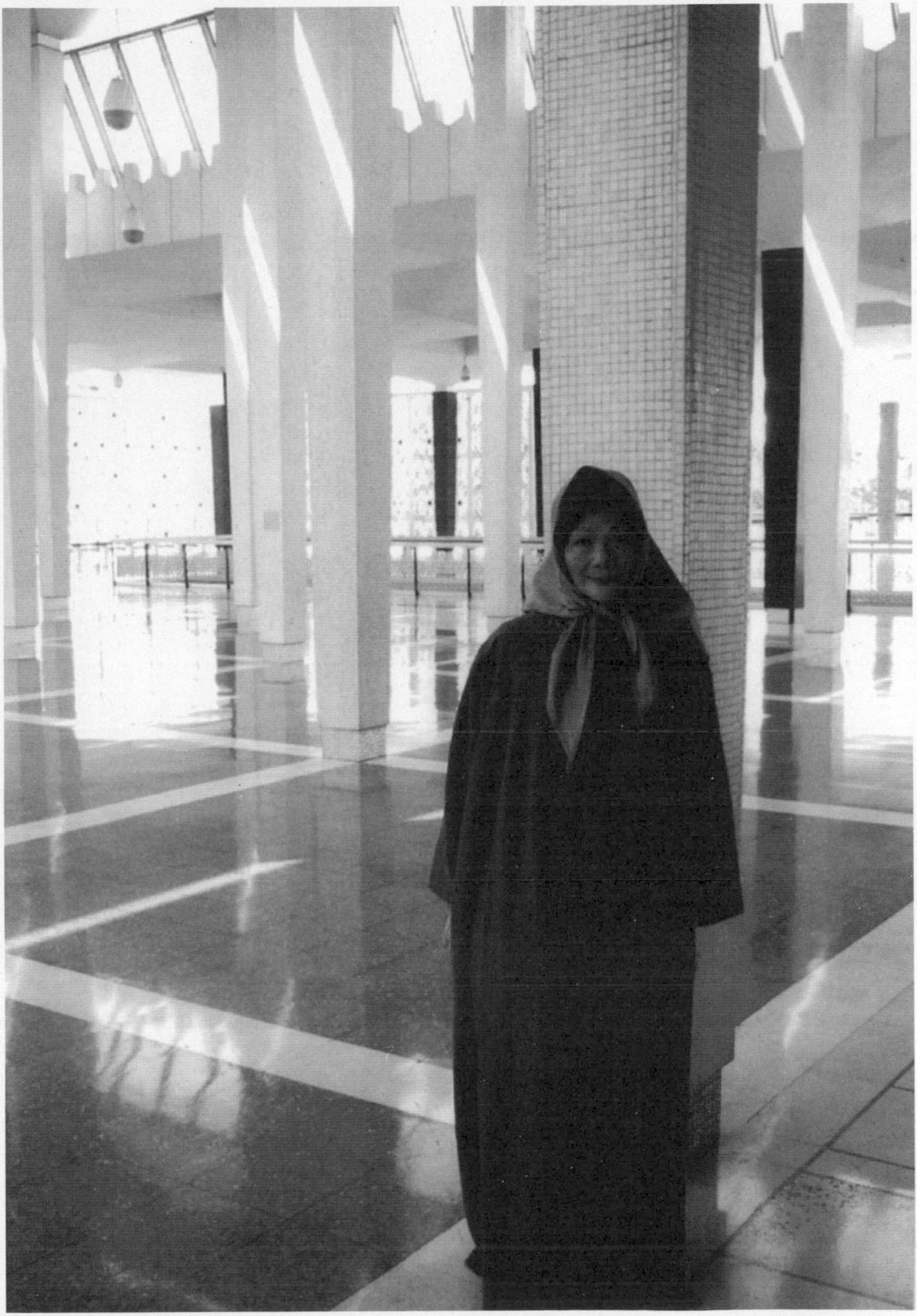

從少女到少婦，子玉是等待破蛹的蝶。

每一個讀過小學、中學的人，最常寫的作文題目是「我的志願」。尤其學期之始，老師都不約而同發下這條作文題。這對別人來說可能很簡單，我卻很不喜歡這道題目。每每搜索枯腸之餘，仍是找不到自己的志願是什麼。我總把問題想得很複雜。我從來沒想過將來要做什麼，就算勉強想出了，也會被剔除，認為自己沒有能力實現。況且外婆、媽媽都沒有告訴我以後要做什麼，我只知道做個乖女孩，能被外婆誇讚幾句，已經感到很滿足了。總不能把這些說成是我的志願，因此我的「志願」幾乎每年都一樣。我會寫：「我的志願是要做個好老師……」很久以後，我真的當了一年的老師，卻絕對不是一個好老師，而是個誤人子弟的壞老師，因為我的性格極不適合當個老師。看起來，我還真沒有自知之明呢！

一個沒有自知能力的人，往往是個沒有自信的人。沒有自信的人，也不會是個快樂的人。從我懂事開始，已經知道怎樣看外婆臉色、博取她的歡心，才可以有好日子過。中國儒家的那一套孝道「先意承志，寓父母於道」，我該是做到了。結果自己成了只顧到別人的感受，而忽略了自身的想法。時間久了，自己的感覺被蒙敝了、被埋藏了，直到完全失去自我認知的能力。

逆來順受，缺乏自信心

我自小就讀於嚴格的教會學校。校長是位傳教士，她終身不結婚，全心全力獻身教育。我從小學一年級至中學六年級，都在這所學校裡讀書。學校裡的老師來自中國內地的五湖四海，他們隨同神學院來香港，每位老師說的普通話都帶著不同口音。記得我剛從小學進入中學一年級的時候，有一段很艱難的歲月——學習留心聽各位老師的普通話。

老師們大都是基督徒，雖然對我們管教甚嚴，但也十分慈愛的對待我們。校園裡的宗教氣氛甚濃，每星期的週會除了校長的訓話，還有牧師講述聖經。在個別的班上，也有靈修會。到了星期天，學校的教會有主日崇拜，但是可以依著名人的信仰，去自由選擇是否要參加。

中學老師對我的影響最深，其中一位是中學二年級的封姓導師，他教的是數學。向來我對數學的興趣不大，成績也差，每天的數學作業都摸不著頭腦，只好照抄同學的答題。每到考試的前一天，就把數學題連文帶字背誦下來，但遇到了老師稍微把題目倒掉一下，即把我難倒了，結果成績還是不及格的居多。

封老師很瞭解每個學生的情況。每次考完試，他會找我到辦公室談話，查詢我的問題所在。他是位很虔誠的基督徒，自願拿出部分的薪資，在學校附近租下一間房，讓同學做為溫習功課，或是讀聖經及祈禱之用。

他的愛心感動了我們，也召喚了班上多位同學接受浸禮。我便是其中的一位。我甘冒外婆把我趕出家門的危險，到封老師的教會接受浸禮，成為他的主內姐妹。

受浸禮那一天，外婆十分生氣。她認為她往生後，我不會去祭拜她，所以信基督教等於背叛她。她生氣地說：「好哇！妳盡管去受洗，去了就不要再回家，我死了也用不著妳來拜我。」我被她的決絕嚇壞了。哥哥勸外婆安心讓我受洗，他說：「信耶穌是可以拜祖先的。」他一再保證，外婆才慢慢的靜下來。我則一直雙膝跪在地上，哭著向外婆認錯。

這一場哭鬧令我感到十分委屈——我又沒有做錯什麼？信仰的不自由，在我家裡原來是存在的。

事情過後，我對外婆的無理打罵，更採取逆來順受的態度。我以為「為義受逼迫」，才是上帝的好兒女。有好長的一段時日，我不上電影院、不說慌、不和同學鬥嘴，並且每天讀聖經，加上飯前禱告。飯前祈禱是外婆最討厭我做的事，她說：「飯是我煮的，為什麼要感謝上帝？」

我是個柔順的女孩，外婆稍為責罵我一下，我即刻不敢違抗她的意願，把不滿的情緒硬生生的壓將下來，久而久之，人變得越發沉默，情緒也越來越敏感。待到外婆去世了，本來可以自由自在，自己愛做什麼做什麼，可是，我像洩了氣的球，再也動彈不起來了。

外婆的脾氣很猛烈，心情欠佳的時候，會對我嘮叨不絕。或罵或打，成了家常便飯。我無端被打罵之後，臉上表情當然不會好看。外婆看了我的表情，她更會罵我：「看妳的死相，嘴唇嘟得長長的，可以掛上竹籃子！」我不敢跟她辯駁，只能屈服於她的權威之下，即時放鬆臉容，但心中十分不舒服。不斷扭曲自己情感的結果，我逐漸成了矛盾的人，甚至也難於觸碰自己的內心了。我很不懂得表達憤怒的情緒，而且從來不會對別人生氣，到目前為止就只有一次向別人怒吼。那是班上的一位搗蛋鬼男生，他時常欺負同學，有一天竟在我的衣背上畫了一隻烏龜。我發現時瞬間怒火填胸，漲紅了臉向他大喝，淚水也潰堤而出。

幾十年過去了，現在回想起來，那血往上湧、頭皮發麻，和喉嚨乾澀的感覺依然如此清晰。我永遠記得外婆說：「愛發脾氣的女孩子，沒有人願意娶她的。」我心中會反駁：「不娶就不娶吧！反正我不要結婚的。」話雖如此，我還是盡量做個好脾氣的女孩。

問題是：我真的是沒有脾氣嗎？在複雜的人際關係中，要做到不衝突，必需要互相忍讓。當我還是小孩子的時候，外婆當然不會對我忍讓，我只能逆來順受。逆境帶來的不平之氣，硬要平順的承受它，只好自我壓抑，甚至對人世間的喜怒哀樂的感覺都遲鈍了。

遲鈍的感覺很難讓自己產生自信。自信是對自我的肯定，若連自己都無法肯定知道所擁有的一切，像是能力、優點，甚至是缺點，又要如何評定自己、相信自己呢？沒有信心怎麼會快樂？縱然可以有些快樂的感覺，也是短暫的。否則，只能在快樂的門外徘徊，患得患失了。這種心情一直讓我無法自由自在的生活。等到應該感到快樂的時候，反而忽然變得抑鬱。

外婆過世，初接觸死亡

外婆忽然去世的那一年，我才十六歲。她患了哮喘幾十年，每年總會發病好幾回，尤其是在冬天或是冬春之交的日子。從小看著她病發時的辛苦情狀，給我留下了深刻印象，也常讓我提心吊膽，擔心她忽然接不上一口氣，就一命嗚呼了。有好幾次作夢，夢見我的外婆病死了，我哭成了淚人兒，卻被自己的喊叫聲吵醒。

有一天，我的噩夢成竟然真，外婆在毫無病徵的情況下死了。那天午後，她預備到浴室洗澡，我給她煮了一鍋熱水，倒在鐵盆裡。我剛返回房間，還沒來得及把課本拿出來溫習，就看見臉色蒼白的外婆從門外進來，嚷著頭痛。我扶她臥在枕頭上休息，可她的呻吟從未停過。我的心亂如麻，一股腦兒坐在床上，把外婆的身體轉過來，讓她仰臥在我的懷裡。我急速的心跳聲，和她的喘氣聲，迴盪在寂靜的房間裡。瞬間，她全身冒汗，臉色從白轉黃，嘴唇泛灰白，一時之間似乎沒了氣息。我驚慌得大聲呼喊：「婆婆，妳怎麼了？妳不要死呀！」

聞聲而來的房東太太，差她女兒到街外喚哥哥回來。好不容易等到哥哥回來了，他衝到床前，雙腿跪在地上，口中嚷著：「婆婆，妳怎麼了？我回來了。」一頓時聽見婆婆喉嚨發出咕咕的幾聲，以後便再沒了氣。我們忽然間意識到外婆是真的死了。就算再怎樣哭嚷，她也不會回過氣來。那是我首次接觸到什麼是死亡這回事。原來生與死之間，就是如此簡單，「一口氣」主宰了生命。

哥哥隨著救護車把外婆送到殮房。我獨自在家收拾東西。浴盆裡的水仍然是溫的，我邊倒水邊淌著淚哭。衣襟上分不清是外婆的汗水，還是我的淚水，都攪和在一塊兒乾了。不知過了多久，哥哥從殮房回來，我才止住哭泣和他到電報局，將外婆的死訊發電報通知媽媽。

大學生活，同儕相扶持

外婆去世時，我剛從中學畢業。哥哥見我終日遊手好閒，便建議我繼續讀書。於是，我考進了浸會學院的中文系。中文系在當時並不是吃香的科目，很容易就可以考上。但是，為了確保一定進得了中文系，我還是在申請表上連續填了三次中文系的志願。我從中學開始喜歡詩詞歌賦，以及小說、散文的創作，有機會進大學，當然選擇讀文學。

進入浸會學院之前，我們搬離了住了多年的九龍城，結束了我的童年時代，開始進入少女階段。外婆歿了，我像個孤兒。雖然名義上有父母，實際上卻只有哥哥和我相依為命。他關心我的情緒，我料理他的日常生活需要。我雖是他的妹妹，卻儼然是個「小媽媽」一般觀照他。而哥哥則在旁盯著我的社交活動，對於那些追求我的男生，更是嚴防守候，處處提點，務必做到沒有任何差錯。不出差錯在我來說，並不是一件難事。

外婆生前對我們管教極嚴，她常說：「妳媽把你們寄托給我，我的責任重大。如果搞不好，你們學壞了，我怎好向她交待？」由於外婆的嚴厲，動輒打罵，她的管教，我們倒是聽進去了。儘管她人不在了，我們卻像被困在籠裡的小鳥，一旦被放出去，不願意也不懂得振翅高飛。不懷壯志思飛的小鳥是悲哀的。我失去了年輕人應有的衝勁，也缺乏求知欲。這導致我日後在學業上、事業上和人際關係上，都缺乏了應有的進取態度。雖然我進了大學讀書，卻沒有明確的人生目標。因此上大學的第一個學期，我整天混混噩噩，不知所措。

外婆的遽然逝世，使我頓失依靠。我除了照顧自己，還得給哥哥煮飯洗衣。

在學校裡也有許多的失望。老師的授課方式和內容，似乎和中學時沒有太大不同，跟我想像中的大學不一樣。我原來懶散的性格更是變本加厲。由於心情鬱悶，我幾乎每天逃課，躲在家裡看閒書。看累了就睡覺，醒了再看書。除了必需走出房門到廚房煮飯外，我完全不出房間，彷彿是個隱居的小女孩。如此把自己關在家裡，足足過了三個月。等我終於出來上課的時候，已經是學期末。期終考的成績不佳是可以預期的。羞愧之餘，我自問：「我為什麼要上大學呢？雖然老師教得不好，卻不能不盡力學習。況且媽媽還給我寄來學費，我有責任做好該做的事啊！」於是，我從憂鬱的情緒中走出來，重新投入學校生活。

學校生活其實是無憂無慮的。我認識一群志同道合的女同學，我們同讀書、同遊戲；其他人稱我們為「十三怪人」。這幫人裡頭，和我最親密的有三位。曼莉和我的住處很近，她住在九龍塘的科發道，我則在梳椏道。我們每天一同上學，一同走路回家。她年齡比我長兩歲。她是家中的長女，很懂得照顧弟妹，我彷彿成了她的妹妹，跟她傾訴心中的不快。

另外一位好同學，她的名字裡也有一個瑩字。她是美瑩，我是玉瑩，活像一對姊妹花。她的境況和我相仿，從小沒有父母，靠著兩姐姐生活。在心態上她卻比我成熟。她是個十分用功的學生，我每回到她的家裡，她都拿出剪報給我讀。剪報的文章包羅萬有，關於電影的、文學的，令我目不暇給。她也是縫衣能手，曾經給我裁製了兩件漂亮的衣服。有好幾個黃昏，我留在她的家裡吃飯，飯後討論文學的問題。她是我學習的典範，影響了我對文學的追求。

最後影響我至深的好同學是碧玉。碧玉家中有姊妹五人，她排行老大。碧玉有一個慈祥的媽媽，常準備很多茶點給我們吃。假日時，碧玉經常留在我家過夜，我們秉燭夜談，度過好多個愉快的夜晚。那時，我跟男朋友分隔兩地，她常當我的感情參謀。我們有說不完的話，也有很多美好的回憶。

然而，這一班好朋友，在畢業之後，大家各自追求人生目標，沒過多久就失去聯絡。很久以後，十多年前的夏天，我才跟曼莉聯絡上，從芝加哥飛到肯薩斯州去探訪她。碧玉已有十多年沒會面了，前年取得了她在美國華盛頓的電話號碼，談了十分鐘的話，都是斷斷續續的，跟少年時代的健談，已是不可同日而語。美瑩呢？更是蹤跡渺然。我曾在報紙上呼籲過，希望她們閱報後和我聯絡。許多年過去了，一直沒有她的消息。我想，緣份這回事是不可強求的。緣起緣滅，更不是人能控制。只要有緣相敘的時候，好好珍惜這情緣就是了。

少女情懷，不解情為何物

像我這樣多愁善感的性格，多少與我所受的教育有著一定的關係。

四年的大專生活裡，我的生活雖散漫卻是多彩多姿。除了第一學期開始的憂鬱，隨後的日子，大都十分愉快。我天生敏感內向，多喜讀一些悲情頹廢的詩文。有一段時間，我讀遍了徐志摩、沈從文、丁玲、徐訏、郁達夫，以及魯迅等人的作品。郁達夫的小說，尤其被我視為至寶。其人其文，散發著一種憂鬱傷感的氣質。對於具有這種氣質風度的男人，往往能吸引我的少女情懷。

當時臺灣的文壇，出了一顆閃耀的星星，他的名字叫王尚義。他的幾本散文，我捧讀再三，閱其文、思其文，令我對他傾慕良久。這些作品陪著我成長，也塑造了我傾向於憂鬱的情緒。每逢遇到感情上的衝擊，譬如說誰家男孩子喜歡我，或者我暗自喜歡了誰，甚至別人愛上我，我卻不喜歡他。這些對我來說都是莫名的煩惱，讓人不知所措，把我原來平靜的心情，掀起了波濤。每當這時候，我會自比為小說中的男女主角，想著他們也同樣受著感情的困擾，讓自己的情緒得到某種程度的舒緩。

有云「少女情懷總是詩」，這些浪漫情懷可以憑著幻想而臆想成真。沒錯，我很喜歡誦詩唸詞，我欣賞詩人寫境言情的筆觸。但我對於男女浪漫之情卻缺乏幻想，從沒有想像我將來的丈夫是怎樣的一個人，更不會渴望自己有異性的愛慕。到了十八、二十歲的時候，我仍然是個不解愛情為何物的女孩，對於那些傾慕我的異性——我知道的、半知半曉的——一律拚命推辭。二十歲應該是生理成熟的階段，但心理方面卻仍然幼稚得很，沒想到自己具備了吸引異性的條件。異性對我有興趣是正常現象，我拒絕他們的追求反而是自己的心理發育遲鈍。故此，在此時，追求我的異性很自然遭受到排斥的命運。

那一年，我剛滿十八歲，忽然接到從臺灣寄來的一封信。發信人是一位男生，他是我的中學舊同學，後來去臺灣讀書。那是一封向我示愛的信。讀信後，我的心怦然而動。那是種跳動中帶著驚慌的情緒，還有一些兒害羞，讓我一時手足無措。拿信給哥哥看，哥哥問我：「妳喜歡他嗎？」我紅著臉說：「我從來沒有考慮過這方面的問題，我更喜歡他是我的好同學。為什麼他要把我們之間的關係弄得複雜了？」哥哥說：「如果妳不喜歡他，就得直接告訴他，不要讓他對妳有所期待。」於是，我洋洋灑灑寫了一封長信給他，意思是我願意繼續當他的好朋友，其他的事情就不要再提了。就這麼簡單的手法，把一段萌芽的感情，輕輕地抹殺了。

同一時期，我認識了一位比我年長十多歲的男人，他是哥哥的朋友，也是我們的鄰居，每天黃昏會來我家搭伙吃飯。初時，我以為他只把我當成小妹妹看待，之後，他表明心事，告訴我：「妳是我心儀的對象，我希望能跟妳結婚。」我被他的話嚇著了，當下決絕地說：「使不得，我不想太早結婚，我以後會到美國讀書。你呢？你年紀大了，你媽媽想要你快快結婚生子，可我不是你的對象，我們還是做好朋友算了。」經過這一番的談話，他從此不再跟我說話，我們的友誼也就此了結。

對於突然而來的感情，我下意識認為是被人襲擊，本能的反應就是拒絕，省得以後麻煩。大概我不想做個被動的人；被愛是件累贅的事。在我的一生當中，也曾暗戀過一些人，雖然苦惱，卻在掌握之中，可以自由自在的操控自己的情緒，不需要被人愛戀而失去理智。

外婆說：「失去理智是件可怕的事。」那時候，我以為要結婚的男女，都是失去理智才結婚的。外婆在世時，常告誡我許多話，像是：「男人最怕入錯行，女人最怕嫁錯郎君」、「女人生產是件危險事，跟地獄只隔了一張紙之遙」、「洞房花燭夜，夫婦行房是件極痛苦的事」、「小心保護妳的處女膜，不要在婚前弄破了它，不然的話，丈夫有權可以把妳退回娘家。」諸如此類的話語，外婆跟我說了不只一次。於是，我把結婚生子幻想成一件非常可怕、可畏的事，並且告訴自己長大後最好不要結婚，更不要生子。

不結婚當然也不要談戀愛了。在性格上，我屬於一個浪漫的人，愛幻想、愛發白日夢，卻把這一切都壓抑下去了。日久之後，我成了一個裡外不一致的人。外表上我是柔弱的，裡面卻是堅強的；外表的衝動到了裡面即被壓縮，衝動的情緒有如一杯子熱水，沖到冰山裡只溶掉了冰山的一角。

日久生情，初嘗戀愛味

少年十八、二十時，是一個作夢的年代，每個人似乎都有他自己的理想。七〇年代中期，正是風起雲湧的年代。我正當其時，卻沒有受到潮流的衝擊。四年的大學生涯，反而是我最無憂無慮的日子。雖然在正課上不十分用功，卻讀了不少課外書，尤其在中國新文學的知識領域裡，打了很結實的基礎。

那時候，釣魚臺運動中，許多大學生都參加保衛釣魚臺遊行示威，我也被鼓動去參加遊行，但就那麼一次而已。若問我為什麼要保衛釣魚臺，我也說不出所以然來。我就是這麼一個政治白癡！十七歲是個造詩的年代，我太沉醉於個人的生活感受裡。平日上學跟女同學們在一起，十分快樂自在，怎會有興趣注意到家國大事？

國家大事顧不了，兒女私情倒有了長足的發展。愛情這件事在大學三年級之前，已經打了兩次退堂鼓，這回是第三次。打從一開始就沒想過是在玩戀愛遊戲。對象是我的表哥——他是我繼父的外甥，剛從美國的大學畢業。

我們相識於一次家庭聚會中。起初，他沒有刻意追求我，但感情也在不知不覺中建立了起來。他的年齡比我稍長幾歲，剛從美國的大學畢業，見識較我廣闊，我視他為兄長是很自然不過的事。因為是親戚的關係，我們也常常見面。日久生情絕對可以用在我們身上。

其實在很早的時候，他已經跟我告白過了。他說：「我明年得返美續讀博士學位，我們趁著這一年的時間，先打好瞭解的基礎。我沒有時間跟妳玩男女追求的遊戲。」因為不想玩「追求遊戲」，他對我是直話直說，從不刻意甜言蜜語。相對於以前追求我的男人那些極盡諂媚的能事，我反而感受到他的真心。

一般來說，人都是喜聽美言，為什麼我獨愛批評呢？是我的心理異常嗎？許多年以前並不覺得，現在仔細分析起來才恍然悟到其中的道理。在我成長的過程中，外婆和媽媽從不稱讚我，外婆常說：「妳這人真個是三分顏色想大紅，我怕妳自鳴得意，才不要讚妳。」至於媽媽更是難得說句好話。她是個寡言的人。小時候，她很少跟我說話，更不要說摟抱我了。此外，她想說的話比較常用行為表現出來，例如：她比較喜歡哥哥，因為他長得乖巧，而我則相貌平常，就算帶我逛街也沒人稱讚，因此她不曾單獨帶我上街去。

因此，表哥對我會直話直說，我非但不介意，而且視為稀罕的事。他偶爾會稱許我，也就那麼幾句，雖然事隔了幾十年，我仍然牢記在腦海裡。我該是很樂意得到讚賞的。表面的不在乎，只是自我保護的一種表現，也是自我壓抑的明證。雖然不至於極度自卑，但我倔強的性格，硬把自己的渴求強壓下去。

我真的不愛別人讚美我嗎？才不呢？我愛極了！但是害怕別人不稱讚我，只好先行拚命壓抑渴求。當渴望的感覺日漸痲木，就再也找不到真我的需要了。

如果我遇到的對象是個隨性隨心、善於表達情感、心直口快的人，倒也還算不錯。偏偏表哥是個秉性馴良，而且自我約束性很強的人，和我配在一起，剛好成了一對「悶葫蘆」。我們從來不吵嘴、不爭論，遇到問題則是坐下來談。他常說：「我們都是讀書人，用不著用爭吵來解決問題。」他的話似乎是對的，但是實行起來卻是困難重重。俗語有云：「真理越辯越明。」我們不爭辯的話，問題本身無法清楚呈現。談論不一定有結果。兩人心裡的不平氣，強自壓抑下去，積壓越久越多，終有爆發的一天。可恨的是，直到我們提出分手的那一刻，情緒仍然是平和理智的，一點都不激動。天知道我才獨居幾天，就誘發了沉重的憂鬱病。病魔像拿著一條棒球棍，轟然一記打在我的腦門，讓人差點兒昏死過去，十年之後才悠悠甦醒。

悲天憫人，不談情說愛

一九七五年的夏天，表哥返回美國繼續他的學業。我因為要準備托福考試，到了第二年暑假，才達成赴美留學的宿願。三百六十多天的分離，我成了個書蟲，強迫自己看一些嚴肅的書籍；大多是歷史、社會，也有文化方面的。不單是讀，而且是細讀，讀完後還給表哥寫報告。

為什麼我如此認真的讀這類書呢？因為到美國留學後，我預備選讀社會學。那麼，我特別關心社會問題嗎？也不是。我向來想當個作家，故此讀了中文系，但卻沒順利當上作家。年少無知的我，以為是自己沒有社會經驗，對社會了解不夠，因此選擇社會學再進修，以為將來可以得償所願。

然而，最大的目的是要投表哥所好。他讀的是政治學，我為了跟他有話可談，遂強自奮發，多讀書、多發讀後感。在離別的日子裡，我們勤於寫信，幾乎每天一封。信的內容，沒有太多的情話，更多的反而是談知識和學問。在少得可憐的情話語句中，我反覆吟哦，至今仍難以忘懷的幾句：「我的學習總算上了軌道，從今天開始，我可以每天給妳寫信一封。」、「昨天沒有收到妳的信，連看書都沒心情。今天連接兩封，我樂透了。」、「若問我對妳的愛有多少，我告訴妳吧！多如恆河沙數。」最後這句尤其窩心，算是表哥的情書傑作了。

表哥不寫情書給我，是意料之中的。我們在香港談戀愛的時候，他也從來不送花，只會送書。約會的地點不是花前月下，也不是電影院，而是書店及咖啡店。見面說的話是社會國家課題，沒有很多的綿綿情話。就算面對面也不說甜言蜜語，卻要他在信紙中表露，可真是難矣哉！

表哥在五年之間，把我從懷春的少女過度到「懷仁」時代——懷仁者，關心社會大眾的精神面貌也。我從來就不是個面向世界、心懷家國的人，只知道對花感時、望月懷人。表哥教我認識到心境以外的世界。他引導著我讀遍一部又一部的經典，令我少了自歎身世的哀憐，多了些悲天憫人的觸角。

多愁善感，異國尋溫暖

骨子裡，我仍然是個敏感的林黛玉型女性。

大學畢業後，我到了芝加哥大學伴讀，那兒的遠東圖書館藏書浩如煙海，我又再一次沉溺在文學的書海裡。十年的漫長歲月中，我幾乎讀遍了晚清的小說。文學著作讓人沉醉於幻想；既真實又美好、既虛幻又傷情。於是我重新投入小說的文學境界裡，把從美國大學得來的社會學知識棄之如敝屣，又變得敏感而且易觸景生情。

芝加哥大學全是古舊的哥德式建築。春夏之際，灰黯色的牆上盡爬滿翠綠的長春籐葉。到了秋天，樹葉全變金黃色或是紅色，大風一吹，把一樹的葉子鋪一地，發出沙沙的聲音，彷彿在互相傾訴不濟的命運；枝上殘留未凋零的葉子，死命地在搖頭歎息。我還來不及欣賞這撩人憂思的景物，冬天卻靜悄悄地降臨大地。感恩節剛到，老天爺已迫不及待的狠狠澆下一把把白雪。初看見暟暟的白，心情是興奮的。日久了，融不化的積雪，經汽車輾壓過去，混雜了汽車放出來的黑煙和汽油，就免不了令人討厭。

人走在滿目瘡痍的大地上，北風大爺像拿了一柄小刀，在路人的臉上亂刮一陣。好不容易走到室內，冷不防地吹來一陣陣既乾又燥的熱氣，若人的動作不俐落，不趕快脫下身上的厚重衣服，將會被烘得一身汗水直流。冷熱之間差了幾十度，體溫的驟變，不把人累壞才怪呢？我不知道別人的感覺，但在情緒的起落中，卻很清楚感受到其中的微妙變化。

芝加哥的冬天，日照時間短，天色暗的時段長。根據心理學家的說法，在缺乏陽光的地方，患憂鬱症的人較多。我和表哥住在芝加哥近十年的日子，頭兩年時，心情還算不錯，而且對環境的轉換，有著新鮮的期盼所帶來的興奮。然而，在一個地方待久了，如果生活沒有太多的改變，人會顯得呆滯慵懶，沒有半點兒生氣。加上現實與想像的差異，沉鬱的心情日漸加深。我當初並不察覺這些，只是感到不快樂而已。說自己那時已患有憂鬱病，是多年之後才做的定論。

在芝加哥的伴讀歲月裡，我從一個稚氣未除的少女，搖身一變成了小婦人。蛻變的過程當中，經歷了無數個不眠的長夜。焦灼不安的心情，在我原先光滑無瑕的臉蛋刻上了惱人的皺痕。本是滋潤的心田，現在急需水分灌溉；這水分可以是友情、親情、成就，或是愛情。

友情對於一個異鄉人而言十分重要。中學和大學時，友誼給了我很大的幫助；小林、曼莉、娥英、忠標、榮芳、志強、美瑩、碧玉，這一大堆的名字，聽來很普通，但他們每個人在我成長的歲月裡，都留下了深刻的意義。來到美國，身邊雖然不缺伴兒，真正能夠令我願意挖心掏肺的倒是不多。每個週末，我廣邀朋友來家吃喝玩樂，但曲終人散之後的落寞感，比他們來之前的寂寥還要更甚。友人帶來的歡樂只是暫時的，並沒有延續下來。只有美霞在一九八八年的秋天，在芝加哥機場送別我們時，投下了一雙依依惜別的眼神，讓我多年之後仍無法忘懷。我和她的友情一直維持到今。

甚至，一九九三年，在我生命中最低沉的時段，她毅然放下在美的研究，專程返港照顧「劫後餘生」的我。那年我憂鬱症發作，半年之間，自殘了三次。她來陪伴的那次，是我自殺歷程中的第三次，也是最驚心動魄的一次。

留學生活，少女變少婦

如果說留學生的生活是鬱悶的，我會說留學生的配偶更是苦悶。我兩個角色都曾經當過，而後者的時間更長，足有十年之久。雖然「人離鄉賤」，鄉土觀念之於我，其實並不強烈。小時候，我們一家從廣州遷到香港，祖孫三人相依過活。外婆去世後，隨哥哥生活，早已習慣了無親無故，加上香港是英國的殖民地，對於中國這塊土地，實在沒有什麼歸屬感。故此，生活在外國，倒有沒任何思念故鄉的感覺；如果硬要說有，就是中國文化所產生的生活質素，或者可以說是生活方式。我想留學生之所以苦悶，就是因為生活方式的差異，產生許多無名的焦慮。焦慮的情緒影響學習進度和人際關係，也遍及至個人事業和婚姻等等。我無法很清楚說明別人怎麼樣，但是在美生活的十三年裡，個人的體驗還真不少。雖然有愉快的體驗，但不快樂的比例似乎多了一點。不快樂的感覺一點一滴累積起來，逐漸成了一個「斷續性」的憂鬱症。

初到美國留學，功課的壓力非常重大。學習的壓力來自英語能力；從小學、中學乃至大學，我讀的是中文，一旦到了美國，全部學科都是英文，心理負擔很沉重。然而，自小養成的性格卻不是可以努力面對困難，只會逃避。幸好我遇到一位從香港去的女同學，她幫了我很多忙。我聽不明白的課，她會借我筆記，教導我如何找資料，甚至幫忙我寫讀書報告。加上憑著自己天賦的小聰明，往往是胡亂溫習一下功課，就馬馬虎虎的拿到了學位。現在回想起來，當然是後悔莫及了。

我讀的南伊利諾大學是所州立大學。州政府撥款很多，學校設施很好，單說一個學生中心，已經是美侖美奐，大沙發隨處都是。我每天下了課，就跑到那兒溫習功課。深藍色的大沙發一拉，兩張湊合在一起，圍成了張舒適的床，可以躺在裡面看書。中心全天播著柔和的輕音樂，待看書累了，也就悠然尋夢去。

名義上我花在學校的時間很長，但實際能專心讀書的鐘點數卻是不多。夜裡十時就寢，表哥看見我的懶相，總是說：「我真服了妳，也羨慕妳。我初來美國的時候，每天晚上啃書到二、三點鐘，遠處火車站的停站聲都充耳可聞才上床睡覺。」言下之意，當然是批評我不夠用功了。我當時的藉口是反正看書也法專心，不如睡覺吧！後來看一些心理學的書籍，它們提到一點說：「憂鬱症的症狀之一是精神不能集中。」這問題我是一直有的，而且從年少時已經存在。這就是病根——到了某個階段，這個根生長茁莊完全了，病也就隨之成型。

文化生活的轉變可以使人產生焦慮感。當我到芝加哥大學伴讀，生活的改變更大了。一九七八年，離開南伊利諾大學之前，我和表哥結婚。我需要適應的除了生活之外，就是角色的轉變。芝加哥是大城市，生活在大都市，經濟壓力的增加是必然的。

我從少女過度到少婦，更不是件輕而易舉的一樁事。變動的同時，需要的能量比之當一名留學生為多。夫妻間的相處，難免存在著期待和要求；有期待和要求，就會有失望，而失望則帶來焦慮。可能是表哥對我失望，也可能是自己對自己失望。我無法控制別人對我的失望，但自己對自己失望，影響卻至為深遠。

記得我和表哥談戀愛的時候，那時我仍然涉世未深，純淨如蒸餾水。我為了可以達到表哥的理想，不惜要求他改造我。我主動跟他說：「我是個不懂事的人，如果你覺得我有任何需改善的地方，盡可提點我，我願意改變。」既然我開口要求改變，他當然樂意提點。誰知我是個不自量力也缺乏自知之明的人，在改造的過程中，我時常敢於承認錯誤，卻不勇於改過，而表哥也是樂於原諒我的。經過重複的認錯，重複的寬恕，彼此的失望感也越來越深。到了最後，我不好意思認錯，他亦無從寬恕我。結果兩個人在日常生活裡的溝通日益減少，家居的氣氛越發沉悶。偏偏兩人的脾性比較壓抑，遇到不滿的事習慣藏之於心底，不輕易抖出來，互相傾訴。以我記憶所及，我們十年餘的婚姻生活裡，從來沒有過爭吵，表哥不曾一次提高音調跟我說話。

我們真的是如此和諧嗎？難道我們的內心沒有不平嗎？表哥以前常說：「我們都是讀書人，有問題可以提出來討論，不應該訴諸情緒。」他的話只說對一半，很多事情的發生並不本於理性，有時難免訴之於情緒，若只以理智來解決，不滿的情緒說不定被壓抑下去了。這種壓抑的情緒如果沒法獲得宣洩，久而久之，會傷害到身體的健康。

在芝加哥的十年，我的身體時常感到許多的不適。說嚴重嗎？不算是。說健康嗎？更不是，全都是一些惱人的小毛病。初到芝城的兩、三年，隨著心情的鬱悶，身體經常出現不適，像是腸胃不適、頭痛、耳鳴、頸脖痠痛等等。有一陣子我的胃痛不斷，每天吃飯後即脹疼，十分擔心自己患了胃癌。到醫院照X光片，過了兩天，化驗結果出來：胃部一切正常。從知道結果的一刻起，我的胃疼就消失了。頸脖疼痛和焦慮的情緒更是息息相關。有一次在大考之前，感到肩疼難忍，考試完了，疼痛也自動消失。醫師說：「心理影響生理，生理影響心理，先有雞或先有蛋，誰知道呢？」為了解心理健康與生理健康的互相關係，我看了許多相關的書籍。在這眾多的資料裡，我知道很多的婦女由於生活無聊、缺乏人生目標，以及與丈夫關係不和諧，而患上憂鬱症；在生理上則染上了「家庭主婦綜合症」。以往，我以為工作繁忙的人才容易患病，家庭主婦沒有精神壓力，理應無病無疼，誰知我的理解是不對的。說到這裡，我記起中國詩人常提到的「閒愁」，原來閒來無事才是愁煩的源頭。這種閑愁對我而言完全是煩惱的來源。

還有一個我們不可不知的事實：女性患憂鬱症比男性多上三分之一，即是說十個病人中，女人佔了六個多強。我會有憂鬱症，絕對不是偶然的。我擁有女人的多愁善感性格，而且生性內向，不善表達情感。我缺乏自信心，我愛自我貶抑，我不懂自尊自重——連串的自「我」指責，實在是憂鬱症的發病原素。

關係偏差，婚姻相處難

中國傳統文化的生活裡，親情是極重要的一環。我的前半生，能夠享受到家庭溫暖的日子不多。外婆所能給予的是母親之外的一種關愛，帶著嚴厲，也有些偏差。她重男輕女，我只能從「夾縫」中討活。自小我善於觀察外婆的面色和心情。她和顏悅色，我就開心；她心情不好，我避之則吉。我習慣於這樣的形式取得親人的歡心。

結婚後，我不懂得分別婚姻關係和尊卑長幼的關係，不知道夫婦的關係應該是平等的，沒有丈夫比妻子高的道理，也沒有妻子必需順從丈夫的理由。我之所以有這種混淆的想法，完全得自於外婆的灌輸：什麼三從四德，什麼男尊女卑，早在我少年時代開始，已受到她的耳提面命。表哥並非傳統的男人，思想受西方影響尤其深，我單一方面的自我約束和自我要求，引發出彼此的矛盾，成為日後離婚的直接因素。

我所指的自我約束，大概有些符合外婆所說的三從四德：三從者在家從父，出嫁從夫，老來從子。我家裡沒有父親可從，丈夫總得依從了吧？至於兒子，我們不打算生育，這層的依從又可省卻了。四德我不大清楚是什麼，我自有自己的做法。自我結婚為表哥婦後，我從來不容許自己單獨跟友人在外頭吃晚飯，而且每天回家為他煮飯。往來的友人，都是我們一同認識的，我從不獨自交朋結友。其實表哥從沒有給我訂下任何規矩，反而常鼓勵我廣交朋友。

在我們十多年的夫妻生活裡，我們的關係十分密切，絕少單獨活動。在外的社交生活中，我們有影皆雙。在家也是作息與共。在我們之間似乎沒有一點間隙，相處愉快時十分水乳交融，若是遇上心情不佳，難免感到張力膨脹，彷彿隨時有爆炸的危險。此時此刻若不適當調節，譬如其中一人到外面走動一下，我們可能會因一樁小事而冷戰，彼此不交談好一陣子。有這麼一個說法：「相見好，同住難。」一對夫婦如果每日見面二十四小時，縱然感情良好，也會感到厭膩。何況是同住在一起，而且是長久相處，要大家都愉快地生活著，真不是件容易的事啊！

那十多年的婚姻生活裡，我年紀輕，自覺能力低，許多事情幹了、差錯了，也不知道檢討，更大的問題是沒有反省的能力。懂得反省，對於年輕人來說，並非一件容易的事，因為年輕人比較自以為是和自我中心。記得在無數次的「家庭會議」上，表哥給我指出錯處，我為了怕他嘮叨，口裡雖然承認，心中總是不服氣。於是，錯是認了，過後依然我行我素。這就是沒有經過自我反省的過程之故。二十年後，人漸老大，吃的苦頭也夠多，才開始知道反省。反省的結果，才有誠意去改過。每個人成長都得付出代價，代價也許很痛苦。但是，沒有痛苦，就沒有獲得，更無法珍惜現在得來的成果。何況，喜悅與痛苦都是相對的，沒有痛苦的人，怎能安享現有的快樂呢？人說：「憶苦思甜。」以我的理解，無論是苦難中想到甜美的經歷，或是在美好的日子裡想到愁苦的生活，同樣是一種反省的行動，總會讓人從中得著安慰。反省是於人有益處的，也是成熟的表現。年輕的我，若早懂得反省，就用不著受這麼多苦痛。

反省與自嘲是一對孿生兄弟，懂得反省的人才知道自嘲。自嘲的功力似乎比反省又高明了一點。怎麼說呢？自嘲是自我嘲笑，而願意嘲笑自己的人，他一定很有自信，也瞭解自己，知道自己的優點及劣點，亦是有自知之明。現任丈夫歐梵就是這樣的一個人。在他身上我學到了自嘲，卻只是一點點而已，因為我的自信還不夠。自我瞭解比以前雖是強多了，但相較於他，我只能算是個中學生。跟懂得自嘲的人相處是愉快的，因為他有足夠的自信心，我不需要提防說話得罪了他。一般來說，知道自嘲的人，特別有幽默感，懂得幽默的人也是有趣的人。二十多年前我一點幽默感都沒有。不要說自嘲了，遇上表哥給我的由衷批評，我也會不高興，立即築起自我保護的圍城。表哥常嬉言我是一隻小箭豬，每次受到「忠言」，我身上的箭就準備發射出來。想想，跟一個既不知反省又不會自嘲的人結婚，若要相處得好，是何等困難的事啊！難怪我的第一段婚姻會失敗。

憂鬱初探，執著付代價

在芝加哥十年的恍惚歲月裡，我依稀知道自己的不快樂。我掙扎，尋找醫治鬱悶感的良方。我會到心理治療中心去請教醫生，或從書本裡取經，學習自我治療的方法。一切卻都是徒然，沒能根本治好我的鬱悶情緒。

現在，我可以把這樣的鬱悶感名之為憂鬱症，可是當時懵懂無知的我，並不知道自己患了病。原因很簡單，下意識裡，我不願意承認自己是不快樂的。常問自己：「現實生活不是已經很美好嗎？丈夫對我不錯，又不愁經濟，朋友也不少，還有什麼不滿足呢？這是自尋煩惱啊！」誰知道這一堆問題的背後，可以有另外一種答案；而這答案必需往內心深處才能挖掘出來。用佛洛依德的説法，就是潛意識，它潛藏於最深處，若沒有仔細檢視是無法發覺的。我慣於避逃現實，不面對現實，遇上問題不去深思，不求甚解，主觀性強，以為一切的事情會自動迎刃而解。然而，問題只會越積越多，感覺因此也更遲鈍，甚至到麻木的地步，更加不求解決之道了。

從一本名為《Focusing》的心理書籍中，我學習了一套自我治療的方法。我去見了一位女性治療師，她把書本的療法Focusing應用到我身上。方法大約是先把全身的肌肉放鬆，把全副精神集中在腹部的肚臍位置，然後問自己一個問題，這個問題可以是最讓自己感到困擾的，譬如説：「丈夫今天説了一句話，令我感到不安，那麼，為什麼我會不安呢？不安的感覺是什麼樣子？」我不可以用頭腦去分析，只可以用本能去感覺，同時嘗試以不同的字眼去形容那感覺。一次、兩次、三次，直至感覺告訴我，這字眼對了，我就找到了所謂的「把柄」。有了「把柄」，可以繼續追問下去：「我為什麼有這種感覺呢？」最後我的Gut Feeling會告訴我究竟發生了什麼一回事。答案常常出乎意料之外，這也就是發掘潛意識的一種方法，可以達到自我瞭解，自我治療的作用。

學習這套方法之前，我滿懷希望，以為可以做到自我療癒，可是，幾次下來，始終無法接觸到真正的深層感覺。不禁認為自己的心已死了，或是心眼被塵垢封蔽得失去本來的面目，再也不復感應。寫到這裡，忽然想到六祖禪師的話：「菩提本無樹，明鏡亦非臺，本來無一物，何處惹塵埃。」如果當時我早已悟到這段話的意義，可能會比較能讓自己看透一些東西，不致於太執著。

說到執著，這是我性格裡最凸出的一點，也是最致命的。所謂「擇善固執」，如果堅持著原來是善的事情不放棄，繼續實行下去，當然是好的，而這所謂的「善事」，大概也有著標準。可是對於一個人認為的事情，執意去做，至死不渝地去硬拚，就有偏差了，也可能會吃盡苦頭。在我人生的路途上，不知受了多少的痛苦，皆由於性格裡太過執著的因素而招致。外婆以往常罵我：「妳不可太過死硬性子，不肯放鬆一下自己，否則終不免要吃苦。」我就是這樣一個人，一旦認為對的事情，會不惜代價，勇往直前的拚下去，絕對不願意回頭看看，是否可以改個角度來重新調整對這事情的看法。這樣的固執是與生俱來的，無法輕易改變。

我執著於感情，令我吃苦良多。人之無情雖然不好，但用情太深，也是要吃虧的。從小我就缺乏親情，卻一味渴望得到它；求之不得，反而睡不安寢。

為什麼我不可以稍緩欲得親情的心，把注意力轉化為愛他人之心呢？多關心別人，少注視自己的缺陷，慢慢地從愛人而自愛，自然不覺得自己的缺失與需要，反而會感到自己的富足。這一番看法，我在許多年之後才體會。現在，我感到心靈滿足多了。在關心和照顧丈夫的同時，我得知自己的存在價值，才知道愛人者和被愛者同樣獲得益處，而且是「施比受更為有福」。

歲月既是飄忽而過，我的感覺更是曚矓。在芝城日復一日、年復一年，我的眉頭伸展不開。在寒風凜冽的冬日裡，腳踏在濕滑的雪地上，寒意從趾間竄到心懷，沒一點暖意。好不容易盼到春回大地，嫩葉翠綠，鶯啼鳥鳴，卻不曾帶走我的愁緒。轉眼熱流驟至，火烈的陽光叫閒情停滯不散。愁緒和閒情解不開。更可怕的是，秋日的暮色，使人看來更添幾分憔悴。總之，我能欣賞到怡人心脾的芝加哥天氣，似乎是那麼短暫；長遠感受到的，倒是它的哀愁淒美。現在回想起來，竟分不清楚那是情由境轉，或是境受情移呢？

總括來說，在那悠長的日子裡，我快樂的時日短，憂傷的歲月長。但是，我並沒有後悔在那兒待過的光陰，因為我得到的比失去的還要多。我得到的是寶貴的人生歷練，失去的只是青春時光而已。青春的日子誰都有過；不是這樣過，就是那樣過。惟其那段珍貴生活經驗，無法回頭。

Chapter 3.

我的黑暗時代

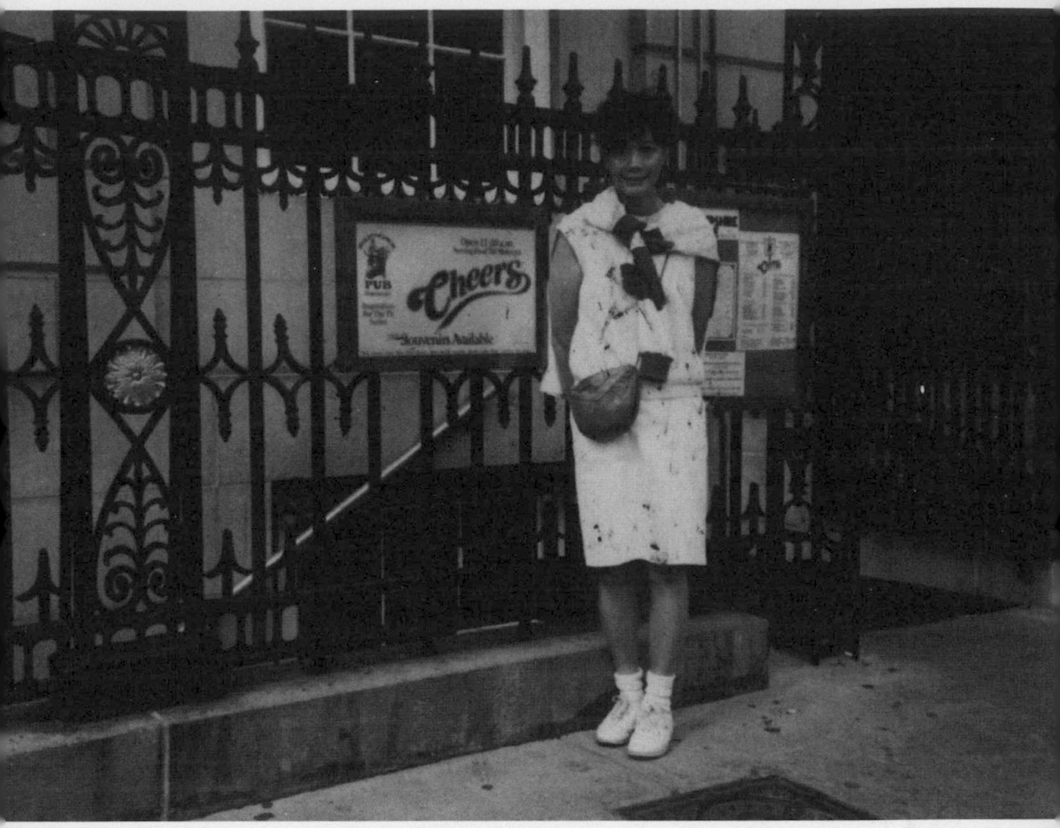

站在Cheers招牌前，子玉的憂鬱誰能明瞭？

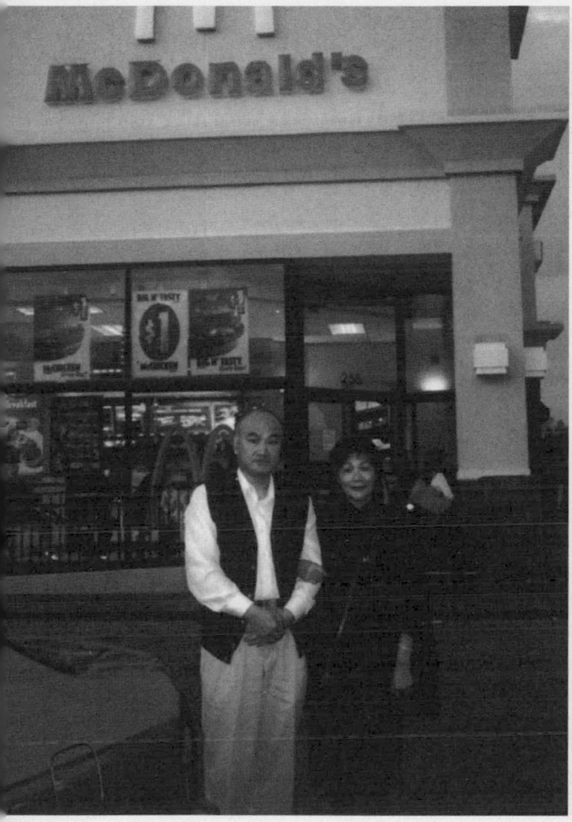

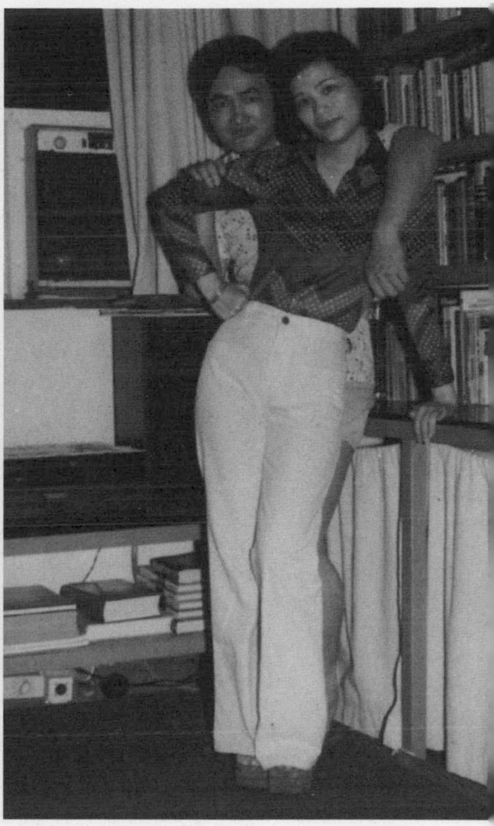

哥哥是子玉最相依為命的親人。

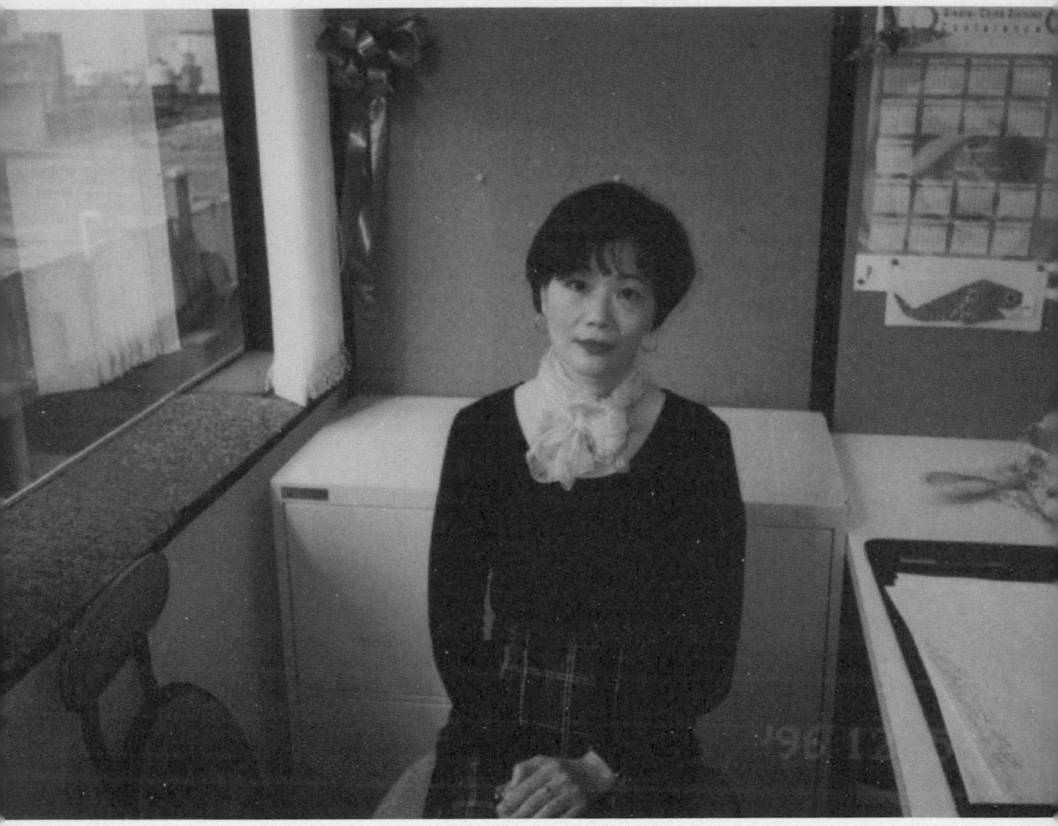

憂鬱症讓子玉整個人都瘦了一圈。

微笑的子玉，知道冰雪融化後必有溫暖。

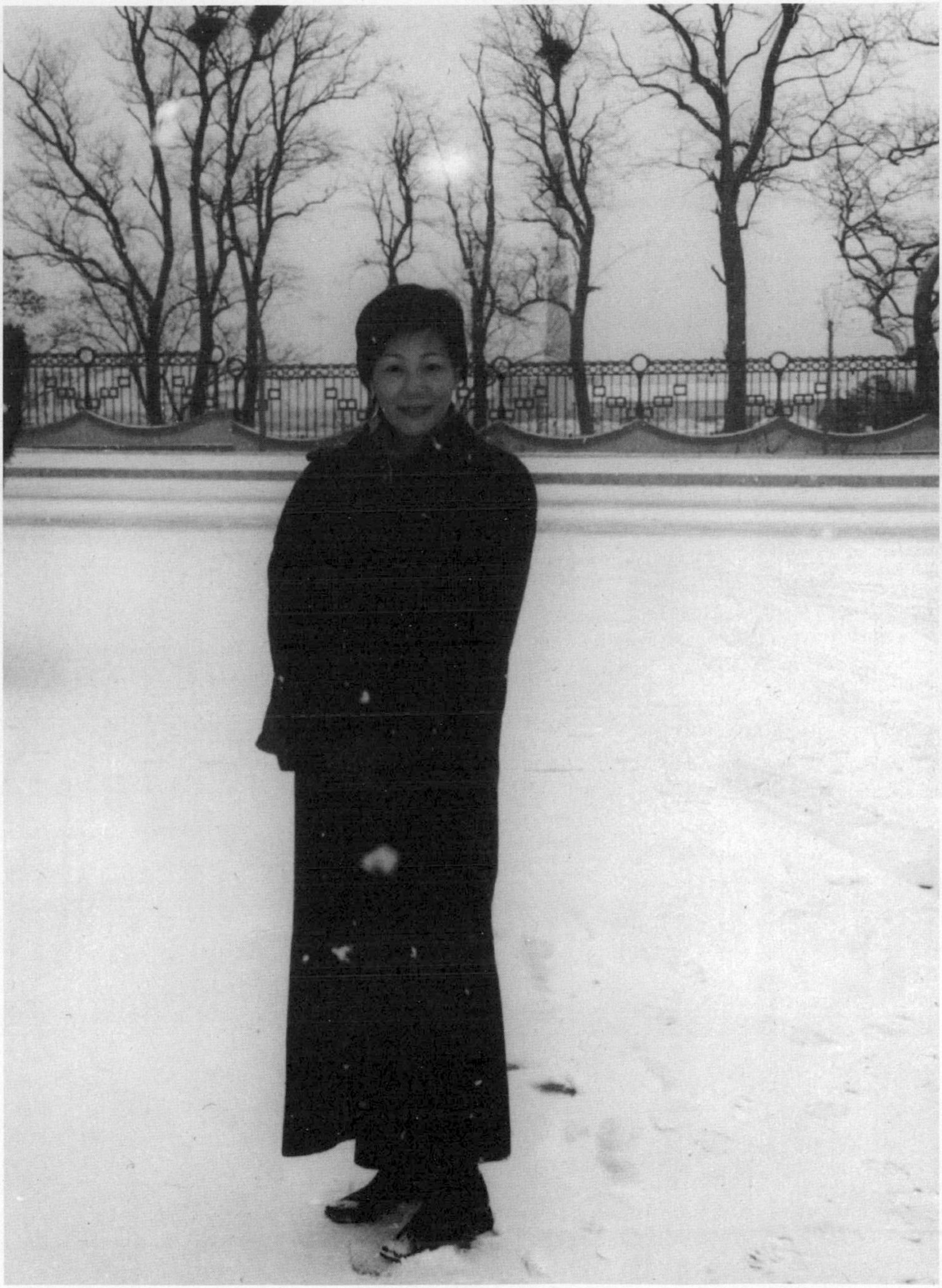

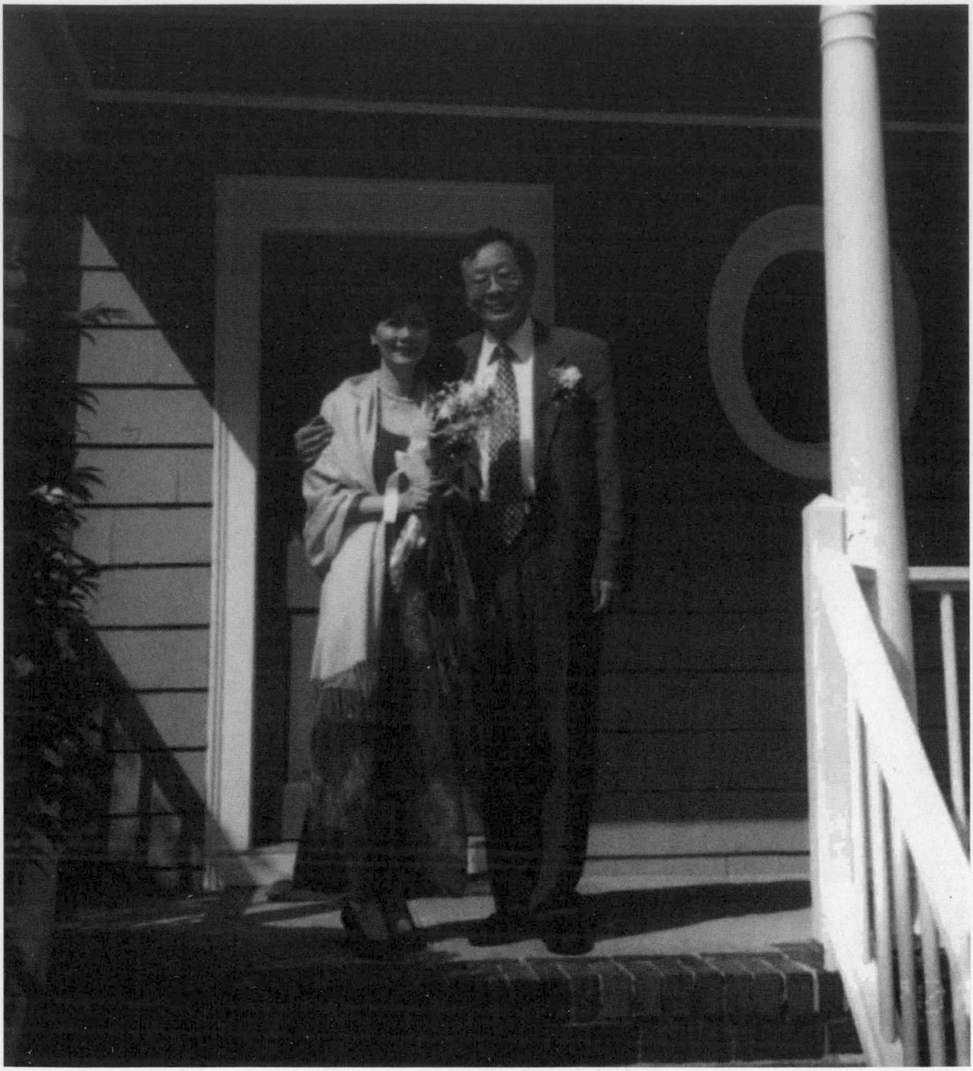

中秋節是子玉與歐梵的結婚紀念日。

有歐梵相伴，子玉不再孤單。

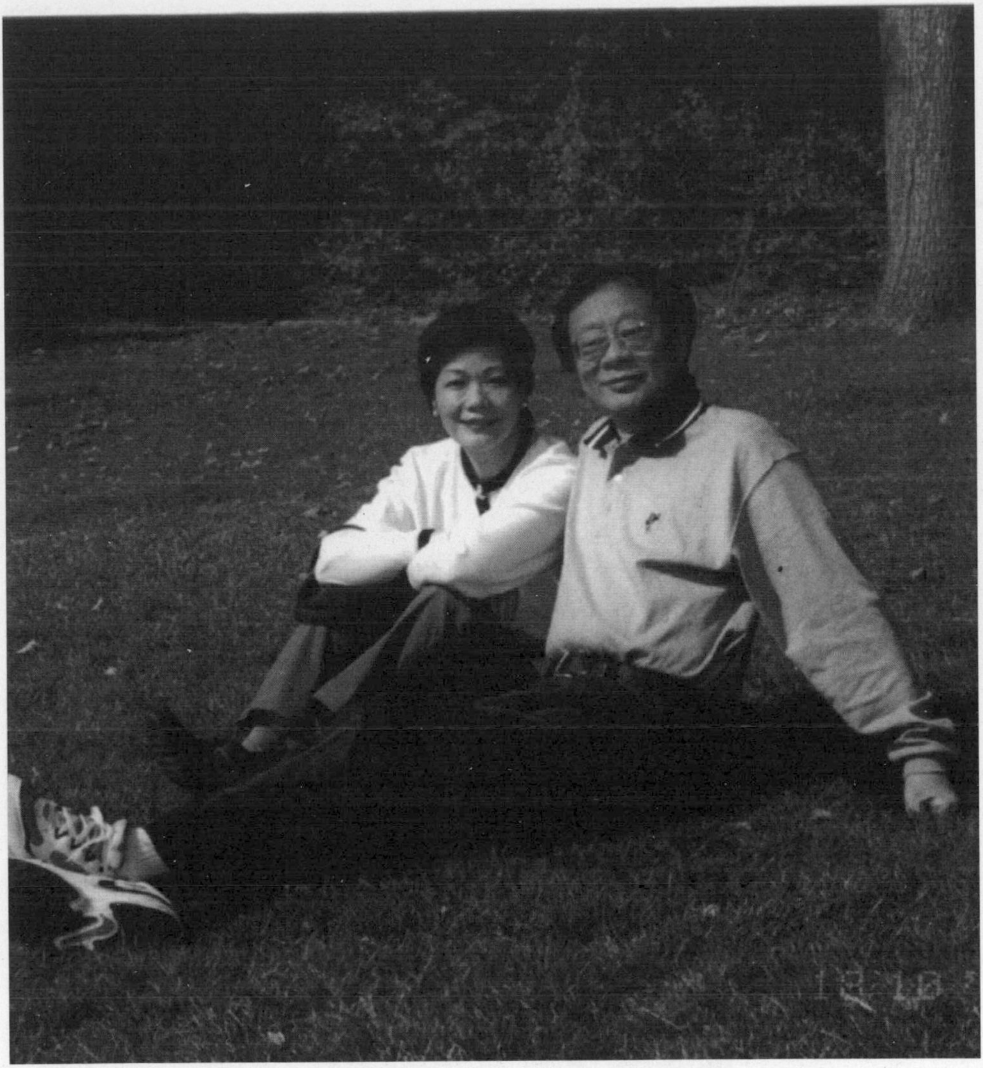

表哥拿到博士學位後，我「嫁雞隨雞」也在一九八八年的秋涼時分，回到闊別十二年的香港。表哥在中文大學教書，我也找到了第一份工作。過去的十餘年裡，我從來沒有做過全職的工作。在芝加哥打的是零工；替別人打掃房子、自製咖喱哩餃外賣，也做了半年的「包伙食」——在家燒飯，同學們來搭伙。幹這些工作，收入不錯，養活了我們小倆口。可是對於拿了兩個學位的我，實在是用非所學，心靈上沒有得到任何滿足和成就感。我想，那段時間的鬱鬱寡歡，應該與此有一些關連。

香港是我土生土長的城市，這次回來應該很高興，但是情況並不是完全如此。離港十二年，我早已適應了美國的生活節奏，芝加哥天氣雖然冬日嚴寒，夏日炎熱，生活的基調卻是閒適的，人與人之間的接觸空間比較寬廣，彼此互相尊重、信任，而且友善。在香港的街道上，行人如鯽，總是匆匆忙忙走著。大家低著頭，正眼不望人，撞著人也不說對不起。別人踏著他，他也混然不知，更遑論禮讓人。連住在對門的鄰居，碰了面也不打招呼。有時我在電梯裡跟鄰居點頭問好，他們反應冷淡，有些人更顯得一副不信任的神情，令我以為自己精神出了問題。凡此種種的經歷，讓我認同星加坡總理李光耀對香港人的稱呼：「醜陋的香港人。」

那時我每天乘地鐵上班，總是行色匆匆；匆忙的趕車，車箱擠得像沙丁魚罐頭，下車時則被人推得喊救命。寫信給美國的友人，我常說：「我每次走在地鐵站，人不期然緊張起來。脖子僵硬，張著嘴巴，閉著氣。如果在此時此地，找別人給我拍張照片，模樣一定是很滑稽。」我當時的感覺，彷彿自身變成了一隻螞蟻，在地鐵站裡踽踽而行。難怪會有「蟻民」一詞，螞蟻真是細小得可以，只需踏上一腳，千百隻蟻的命就沒了。我這隻螞蟻也在行列中焦灼地走路，有時也迷了方向。這樣匆忙的生活成為我回港後的調子。適應新生活的過程裡，焦慮的感覺帶領我度過每一天。我想掙脫也不能，而且是日益嚴重，最終到了藥石無效的地步，真是「回頭已是百年身」。

婚姻觸礁，協議分居

回到香港，我和表哥的夫妻生活起了很大的變化，忙亂卻充實。在美國，留學生的生活相對上比較穩定，也比較沉悶而沒姿彩。每星期請同學來家開派對，已經是調節生活的一帖清涼劑。我們沒有職業，讀書是表哥的專業，打零工是我的副業。我的主要工作是伴讀，和照顧他的起居生活。基本上，我以他的學業為生活重心。一旦回到香港，有了各自的工作，各自的同事，各自的社交圈，生活的重心轉移了，變得色彩繽紛。當生活浮動起來，彼此對家庭的向心力也薄弱了。原來在美國時已存在的夫婦溝通問題，非但沒有改善，反而日漸加深。初時我們被新的生活形式激發了某種對未來的憧憬，而把原有的問題暫且緩在一旁，不加理會，以為將來自會解決。誰知人與人的關係，如逆水行舟，不進則退；婚姻感情的舟子，在逆水中行，而這一道「逆水」就像是日常生活裡，各自心中產生的「遂順」思想，把舟子越推越遠，終於被擱淺在暗礁上，棄在一旁，再也無法航行。

香港的生活是磨人的，大半時間都在工作上。我從事的工作，是保險從業員，壓力大，時刻想到如何爭取客戶，達到公司要求的營業額。難上加難的是我的性格本來就不適合幹這種工作。我一向低調，沒有賺大錢的野心，而且害怕開口求人，對於數目字更是沒有概念，兼且為人性情懶散。縱乎以上的特性，我該極不適合擔任保險從業員。可是，人的命運也真夠奇特，這個工作，我竟然做了十五年，而且成績還可說是差強人意呢！在我往後的十年黑暗歲月裡，就憑著這工作養活自己，也帶著我度過了憂鬱的時期。如果不是從事這種富有彈性和包容性的工作，恐怕早已成了無業遊民，更難跳出那憂鬱的無底深潭，永無翻身的一日。

隔行如隔山。表哥是教授，屬於教育界；我則屬於商業界。平日我們各忙各的，到了周末，我以為可以到外頭散心，看電影、吃飯、郊遊。但他是個盡職的老師，平時教書，假日備課，故此不會輕易放鬆。我當時覺得他太認真了，就是不願意陪我玩耍。我們的生活還比不上在芝加哥時來得興味盎然——那時日，活動空間較寬闊，人際關係更是輕鬆得多，工作的壓力也少。

在香港，假日仍然留在家裡，特別感到委屈。很多個星期日的中午，我們賴在床上不起床。吃過東西，已是中午。我心想：「表哥，你說要在家須備教程，何故賴著不起床？你有時間睡覺，沒時間陪我玩耍，分明是藉口不理我！」如果我是個活躍的女人，大可以自己約友人消遣去，偏偏自己又是個執著的人，要出外玩耍，非得兩人一起去，否則我情願留在家裡，一齊悶得發霉！

冰封三尺，非一日之寒。那個時候，未曾察覺我們的關係日漸疏離，我們談話的時間也比以前減少了。他絕少提議說：「今夜我們找個時間談談。」一連討論也免了。要說的話似乎在胸口裡結了冰，再也流吐不出來。可能需要澆上一勺又一勺的溫言暖語，才能把胸口的冰封溶掉，但越封越厚的冰，又豈是三言兩語可以化解得了呢？

在關係惡化的過程中，我們維持從不吵嘴的優良傳統。雖然我們很少談自己的心裡話，卻多談了一些有關朋友的話，並非背後批評別人，而是泛泛的閒話，例如：誰跟誰說了些什麼話，誰不同意誰的做法等等。竟是些雞皮蒜頭的小事，是沒話找話說的，就怕兩個人在飯桌上沒話可說。夜裡關了燈，頭碰到枕頭，什麼話都不說倒不計較，我們徹底奉行了外婆的格言：「食不言，寢不語。」食不言，我們做不到；寢不語，卻可以完全做到。表哥每晚在床上點一根菸，他說可以幫助他反省一天的行為。至於我呢？在昏昏的菸味中閉住了呼吸，也閉住了思想，沉沉地睡去了。

表哥回家吃飯的日數漸漸減少了，就算不回來，也是最後一刻才通知我。我心中很納悶，這樣事情，以前是鮮有的。我感到他顯得沉默寡言，臉容憂鬱。我們彼此的話題越來越少。在一起的時候，氣氛顯得鬱悶。這感覺當然很不好受，但我也沒有勇氣問他原因。

消除鬱結的方法，我選擇了跑步。家住在沙田的城門河畔，每逢表哥來電說那夜不回家吃飯，我立即穿上球鞋、運動短衣褲，沿著城門河畔奔跑。心裡的酸楚藉著飛奔的步伐，把眼淚擠出來，流滿了一臉。不知跑了多久，激蕩的情緒才漸漸地平撫下來。沒有拭抹的眼淚，隨著清風逐漸乾了、化了。回到家裡，泡個熱水澡，沒吃飯就上床睡覺。半夜忽然醒來，瞇眼看見表哥睡在身旁，才安心的再次睡去。倘若發現他沒有回來，我會輾轉難眠，不時攬衣而起，在房間裡來回踱步，心中惦念著他，怕他遇上了意外。

這樣的情況，發生了好幾回。有一天夜裡，我忽然間有了一種感觸：現在是什麼年代了，為什麼我變成了一名怨婦，惆悵望夫歸？我禁不住啞然失笑，笑我的痴，笑我的愚。我問自己：「我可以不當怨婦嗎？我為什麼成了怨婦？我為什麼會如此不濟？我有什麼可怨？」經過了這些夜晚，我知道我們的婚姻狀況已經出了問題，到了滿目瘡痍的地步。我卻不知如何處理，只好靜觀其變。果然，幾個月之後，表哥突然提出了分居的建議。

這突如其來的建議，霎時間使我有種被逮住了的感覺。我沒有反抗，也沒有辯護，心裡酸酸的，也有些微的釋然，心想：「好表哥，你真有勇氣，竟然願意開口說出來了，我不跟你計較。因為總有人要先說呀！」我乖乖的、靜靜的聽取表哥的話，輪到要我作出反應的時候，一個字也說不出來。第一時間想到的反而是表哥以後的飯餐問題。他和我結婚十二年，從來不會燒飯，我們分開了，他又該如何打算呢？我即刻說：「趕明兒我教你燒幾樣家常菜，沒有我替你煮飯，也餓不著了。」

等到表哥唸完了他預先寫好的分居建議書後，天色從開頭的夕陽西下時分，已經到了萬家燈火的時刻，我們都舒了一口氣。表哥的臉容本來是陰霾的，那時倒有了舒展的笑容。我想，他一定憋了好久的鬱氣，要說與未說之間，是最難受的。大概他作夢也想不到，我的反應可以如此平靜，沒有歇斯底里的大笑大鬧，只有理智而文明的討論。天曉得，我當時的內心是如何感受！我自己也感到驚奇，怎麼可以如斯冷靜？是我過度壓抑了嗎？十幾年來刻苦經營的婚姻，眼看就要毀於一旦了，我能沒有感覺嗎？如果我能徹底表達當時真正的感覺，也許就可避免日後的憂鬱。當然，這純是猜測，縱然發洩了，誰可以保證以後就不發病呢？況且情緒病發作，並非是一觸即蹴的，病是積累下來的。我幾十年來的壓抑，積壓到了極限。婚姻失敗只是一個觸發點，把積怨的火頭一下子燃著了，到了一發不可收拾的地步。

我們協議分居之後，兩個月內即匆匆買下兩所寓所，一是我的，一是他的，預備開始新生活。我們沒有搬離沙田。他在河的那邊，我則在河的另一頭，靠近火車站。表哥怕我不習慣一人獨居，我搬新屋的首三天晚上，他住在客廳的大沙發上陪我。在離開前的夜裡，他語重心長的和我說：「妳好好的一個人生活吧！在今年底的時候，我們再嘗試住在一起看看吧！」我心想：「既然要分居了，為什麼還要再住在一起呢？」對於他的承諾，雖然感到奇怪，但是我仍然存著期望。我告訴自己，現在只是嘗試分居期，以後我倆仍然會在一塊兒。

獨居生活，身心失調

表哥走了，我真的開始獨居的生活。第一個晚上過得還可以，到了第二天的夜裡，我開始睡不著。我突然小便特多，每隔五分鐘即有小便的感覺，膀胱刺刺的，奇怪得很，雖然如廁頻密，但每次均沒投「空寶」，真的有尿液出來。剛躺到床上，不一刻，刺刺的感覺又來了。我起床又躺下，躺下復起來，一個晚上足有二十多回，根本無法闔眼，更不要說熟睡。到了天空現出魚肚白的時候，我已經累得不成樣子。最糟的是，情緒更低落得像掉到水窖裡。我勉強拿起桌上的一張紙，企圖把當時的感覺寫下來，腦海裡茫然一片，想著：「天啊！我為何感到如此絕望？完了，我的一切都完了。但是，天啊！縱使我此時立刻死去，天下間的人照舊活得好好的，天上的雲彩不也是依然悠悠地飄著？——李玉瑩啊！妳糟糕了，妳的壞日子等待著妳過呢——啊！我怎麼了呢？我不要這種可怕的感覺！」任我如何呼喊，這可怕的感覺似乎跟定了我，讓我動彈不得，求生不得、求死不能。我在床上蜷縮成一團，想著我的膀胱，它還是刺刺的煩擾著我，「莫非我患了膀胱癌？一定是了，我一定要去看醫師。唔！陳真光醫師是我的好朋友，她一定會幫忙。我現在就給她打電話。」我說做就做，給陳醫師致電，約定明天下午到瑪麗醫院見她。

診斷的結果，我並沒有患膀胱癌，可能只是一種神經性的反應。還有我左膝蓋旁邊的肌肉麻木了，是要中風的先兆嗎？她笑著說：「Esther，妳別自己嚇自己，有許多身體上的反應都不是我們可以解釋的。我倒覺得妳需要見精神科醫生。」她介紹的醫師姓鍾，診所在中環。我見了他好幾個月，直至我的病稍轉，才經美霞介紹，轉看康貴華醫師。

十多年後，我和歐梵在文化中心聽古典音樂演奏，遇見鍾醫師幾次。他大概已忘記了我。我靜靜地告訴歐梵：「他就是我以前的心理醫師，他治好我第一次的憂鬱症。」歐梵憐惜地看我一眼，手輕輕按了一下我的手；他知道我又想起了那段憂傷的歲月。

憂鬱襲來，行屍走肉

憂鬱的情緒是怎樣的一種感覺呢？要把它說清楚很不容易。概括來說，它給人的感覺是分階段性的。開始的時候，它像一團厚重的烏雲徐徐向我的頭頂移過來。未蓋過頭項之前，我已感到一陣沉重的悶氣漸次壓著心胸，非常透不過氣。一旦這烏雲蓋過了腦門，會有種很強烈的受壓感和被罩著的感覺——這感覺我稱之為惡魔。牠張牙舞爪的對著我冷笑，似乎對我說：「我看妳這回還逃不逃得了？哈哈！我逮住妳了。」真的，牠一夜的功夫，就把我一下子綁住而動彈不得。惡魔略施法術，再以像似玻璃的透明大罩蓋在我的身上，我又被圈住了，眼睜睜地瞪著外邊的人，一個個帶著憐憫的眼神看著我，欲給予援手，把我拖出罩外。可是在裡面的我，一點也不願意，而實際上也是不能走出去。於是，相看惟有淚。我哭喊不止，彷彿要把多年積壓在心中的鬱結一下子抖出來。我聽見外面的人說：「哭吧！哭吧！哭出來就好了。」真的哭了就會好嗎？我早上起床哭，那時心情最糟，憋了一夜的憂怨，總得有個發洩的場合吧！這場合是單獨無人的臥室床上。索性躺在床上哭，哭累了，停一陣。沒睡好的身體本來就感到疲累，哭多了，更累，待眼睛一閉，人就走了神，魂魄似乎要離開身體。忽然一聲轟隆，把我的魂魄驚得跑回身上來。事實告訴我，那陣巨響其實只是風吹跌了物件，打在地上的聲音。從書本裡得來的知識，憂鬱症患者通常也是神經衰弱者；神經是極度敏感的，而且非常緊張，有如一條長期被拉得死緊的橡皮條子或琴絃，輕用手彈撥一下，即會發出尖銳的聲音。如果絃斷了，人也就精神崩潰了。累極了一樣無法入睡，因此神思越來越飄忽，難以集中精神，就算要讀書、看電視，都沒法做到。

中午時分，勉強吃點東西，呆呆的坐在椅上，腦袋裡或空無一物、或充滿了負面的思想，都是嚇人的東西，像是幻想自己全身是病，或是憂鬱症痊癒無期。這些亂七八糟的思想，把自己嚇得半死。此時，身心疲累到了極點，要哭也無淚。直到太陽逐漸往西方沉下去，又觸動了低落的情緒，再次慟哭起來。若果有人問我為什麼哭？我往往答不出來。勉強說就是「悲從中來」；悲的又是何事？我感到病魔已完全操控了我，已經沒了理性，要哭、要鬧，由不得自己。

黑夜來臨，病魔似乎也休息了，心情稍為舒坦，負面的想法藏到腦後，腦頂的烏雲消散了些。幸運的話，盼望康復的心思會像流星般的一閃而過。在閃過的瞬間，我會祈求上蒼賜予能力，克服戰勝病魔。通常我服下三種藥：抗憂鬱藥、鎮靜劑、和安眠藥，然後沉沉睡去。偶然醒來，總會急於驗證一下，我是否已經病好了？感覺告訴我：「沒有啦！妳還是病的。」我只好帶著失望的心情，再次沉沉睡去。晨光初露的一刻，我在半睡半醒中睜開眼，腦門瘦瘦痛痛的，同時伴有一種特殊的感覺，令我痛不欲生。我祈求上天，讓我就此突然死去吧！然而，一切只是癡想，病魔不會放過我；我的命沒有這麼好，我會被折磨得不像人樣，心力交瘁，斷不會無疾而終。

如此日復一日度過漫長的光陰。由於藥物的作用，大概數月之後（約八至九個月），會進入另外一個階段，我稱之為麻木階段。麻木就是沒有感覺。是真的沒有任何感覺嗎？其實又不盡然，只是原來起伏不定的情緒變得稍為穩定了。情緒仍然低落，而且是一直低落，沒有更低落，也不會變得高昂。對於身邊的人和事，都沒有感覺，惟有死了心、沒了氣。我不再哭泣了，只靜靜活著，有如行屍走肉般地活著，像是個失了心的人。心沒了，別人的關心也不覺得感動。自己的存在好像是多餘的，我不再向身邊的親人問：「我什麼時候會好？」我也不再恐懼是否身患重病，只是過一天算一天，似乎今天跟昨天沒什麼不同，明天與今天也是一樣。時間過得太緩慢了，一天長如線，我只好靠著讀小說來殺時間。每天睜開眼就看小說，專看一些情節簡單而瑣碎的，而且書越厚越好，一天可以看超過十小時，整個精神浸淫在小說的世界裡，不願回到現實。我成了「小說癡」，每次患病期間，大概都讀了幾十部小說集，但事過境遷後，故事的情節會被我忘的一乾二淨，不帶一絲印象，彷如春夢了無痕。

「失心」的日子可長至一年，短至九個月。忽然有一天，一夜無夢之後，感到精神大好。我告訴醫師，不回來覆診了。這突然的病好，有時會發生，但是在更多的情況下，經醫師悉心調配藥物，漸次減少劑量，到完全停藥，需要一段很長的時日，並非如急剎車般，措手不及。

從一九九二年至二〇〇一年，這十年間，我的憂鬱病魔反覆發作了三次，每次持續一年多的時間。停藥一年多之後，在毫無警覺之下，這惡魔悄悄地又來侵襲我，把我殺得片甲不留，然後束手就擒。從此我的生活如陷入地獄般痛苦，載浮載尋地活著。每次病發的時候，都感到前路是漆黑一片，像走進一條無盡的黑暗隧道裡，彷彿永遠出不去。絕望的心情從不會想到：「我曾經走過這黑洞，最後還是出來了。」於是經歷了一次又一次的絕望。幸好，最終還是痊癒了。

無人陪伴，寂寞難訴

前三次憂鬱症發作時，我都是獨自面對，除了表哥每星期一次或多次的來訪外，大半時間，我一個人獨居，對影自憐。以下一則日記，寫於一九九七年，足見我當時的孤獨心境。

我昨天未眠，精神渙散了。欲去尋夢，夢兒躲著不見我。百無聊賴的躺在床上。已經三天了，我不曾說過一句話，我的喉嚨大概要生鏽了。要找個說話的人，哪裡可尋？我的靈魂告訴我：「我好寂寞啊！我需要找個可以跟我談話的人。」話雖如此，我卻極不願意給熟人打電話。我可以和他說些什麼呢？我可以告訴他我很不快樂？

不！不可以！不快樂是我自己的事，別人那管得著？我為何不給媽媽打電話，讓她知道惟一的女兒正在患著憂鬱症？不，不可以要她替我擔心，她不是醫生，知道了也無能為力。但是，我真的很想跟人接觸，哪怕只是聽見聲音不說話也可以。找出黃色的電話簿，隨便翻一頁，姓李的名字多得很。隨便撥了七個數目字，接話的聲音沿著線路傳過來：「喂，找誰？」我的心一動，一時接不上話來，隨即掛上電話。然後又撥下第二通、第三通……以至於無數通，我始終不曾說過一句話。在無聲的電話遊戲中過了一個鐘頭，我的心裡似乎有了一點生氣——畢竟與人溝通了一陣。

在往後的幾天裡，我不斷撥電話，聽著別人的聲音，並以自己並未發出的心語回話。現在回想起來，那時的我，真的瘋了，竟然可以幹出如此無聊的事情。在此向那些曾被我打擾的人說聲：「對不起！我白白給你添麻煩了。」如果我願意和親友傾訴心事的話，我的病應該也不至於這麼嚴重。

患病期間，情緒的波動因時而異。早上睜開眼的一刻，情緒跟意識一樣，好像沒有完全醒過來，感覺癡癡呆呆的，過了一陣各種各樣的負面思緒漸漸浮出腦海，叫我懶得起來，非不得已的時刻，才勉強的爬下床。通常是午飯連著早餐一併硬吞下去。午後的時光顯得最漫長，整個人疲累不堪，卻無法入眼，眼睜睜的撐在那，雙目的神彩彷如即將熄滅的油燈火。隨著太陽的逐漸西沉，心事逐步加重，心情轉壞，到了受不了的時候，會嚎啕大哭起來，能哭還好，病發的中期——麻木階段，反而變得欲哭無淚，那就更苦不堪言。吃過晚飯，情緒又慢慢的平復下來。如果安眠藥有效的話，會有四至五小時的睡覺，可是，睡眠的質素是很差的，通常都是噩夢連綿不斷。

很多個無眠的夜裡，我總愛扭開收音機，聽著廣播電台的夜間節目，香港的電台有好幾個；其中最常聽的電台是《香港電台》。在我患病的十年裡，我一直聽著洪朝豐主持的節目，洪先生是一位多才多藝的人，他是音樂家，能唱西洋歌曲，懂得演京劇，也會寫文章，能言善辯，學問也不錯。最重要的是他有一把磁性的聲音，和溫柔的語調，讓人聽來感到心情舒暢，好像聽覺的神經被撫得平平順順的，煩亂的情緒跟著平息了不少。神經放鬆了，加上安眠藥的效力慢慢發揮出來的時候，就在不知不覺中進入夢鄉。

有一天的夜裡十一時，我呑下一顆安眠藥，關上床桌邊的燈。一如既往的拎起枕頭旁的毛毛小熊，對著牠輕輕的說著心裡話，說到感動處還深深的吻牠一下，抱著牠道晚安，然後雙手合十，閉上眼精，虔誠的向神禱告說。「上帝啊！我誠心的求祢，請祢醫好我的病，叫我快快的好起來，奉耶穌的名祈求，阿門。」祈禱文似乎是千篇一律的不變。祈禱完了，心境也就安靜下來，在那一刻，我感到自己的病幾乎是痊癒了。於是打開收音機，又是洪朝豐的聲音，另外還有一把嬌滴滴的女聲。原來那晚洪先生請了一位嘉賓主持。那天的節目是唱粵曲比賽，聽眾先致電報名，洪先生的助手再逐個給參賽者回電把他們接線到節目裡。粵曲向來是我喜愛的歌曲，我聽到這節目的一刻，心頭忽然一熱，竟然拿起電話聽筒，撥號到了電台的那一邊，怯怯的說：「我要唱一首《昭君出塞》。」放下話筒，我的心臟怦怦的跳得很快，心想：「妳瘋了嗎？竟然報說要唱《昭君出塞》這一曲！很難唱的！紅線女的拿手好歌耶，妳不是要等著出醜嗎？」

過了半小時，電話鈴聲響起，我硬著頭皮接話，同時我關掉收音機，不讓電話裡的自己的聲音亂了我的心情。深深的吸了一口氣，跟洪先生談了幾句，開腔唱起來；「我今獨抱琵琶望，盡把哀音訴，嘆惜別故鄉，唉！悲歌一曲漠女別漢邦……」第一句最難了，音極高吭，以後就更高了，幸好，我的第一句的音起得剛好，跟下來就不會辛苦了。然後唱到一段說：「莫惜王檣，莫怨王檣，未報劬勞恩，我有未了心頭願，誰思故國，怨我的君王，手抱琵琶經已泣不成聲，難把哀弦振啊啊！……」我的情緒漸漸受到曲辭的牽引，進入了悲傷的狀態，竟然有點兒淒咽的味道。那時洪先生拍手稱好，我的歌聲驟然而止。

一曲既終，我沒再打開收音機，是我不想知道比賽的結果吧！我感覺到自己是興奮的，那夜我睡得真甜，是多年來沒有過的好眠，一個夢也沒有！

面對疾病，敬而遠之

人說母女連心，這話一點不假。我患了憂鬱症的同時，媽媽有天發現了左邊乳房有顆肉瘤，檢驗的結果不知是良性抑惡性，需要動手術把肉瘤取出來化驗才可確定。媽媽進手術室之前，我和繼父陪著她。醫師說：「動這手術需時說不準，如果是良性的，需時較短，一旦發現是惡性的話，則會多花兩小時了。」我們在房外焦灼地等候。等了接近四個鐘頭，才看見護士把媽媽從手術房推出來。

媽媽剛睜開眼睛，看見我們立即裂口而笑說：「今天是什麼日子？替我買張六合彩，就選今天的日期數字。」然後媽媽問醫師：「醫師，那肉瘤是壞東西嗎？」醫師答：「沒相干，壞東西都被我拿出來了。」媽媽聞言，微笑不語。我在旁邊看著媽媽，對她既同情又羨慕。媽媽捱上一刀，傷口一定很痛，我佩服她的樂觀和勇氣。面對乳癌，她可以坦然接受，真是勇氣可嘉。反觀自己，一段失敗的婚姻，一下子把自己打下了地獄。

媽媽看見我苦著臉，她安慰我：「媽沒事，妳不用擔心。咦！表哥哪裡去了？他沒陪妳來？」被她一問，我心頭顫動，差點哭了出來。為了不讓她替我擔心，我說了謊話：「他回美國探媽媽。」媽媽半信半疑的點頭稱好。當時我感到淒然，情緒混亂，欲語還休。其實，在此之前的一個月，我已經和表哥協議分居了。此刻我正患了憂鬱症，情緒低落到了極點。媽媽病了，只好強自振作起來，到醫院探望她。沒有把分居的事告訴爸媽，打算有苦自己擔下來了。

第二天，繼父有事要辦理，要求我代他給媽媽餵飯。我推辭不得，只好做了。這是我首次服侍媽媽。本來是一件份所應為的事，我卻不是這樣想，做起來倒是心不甘、情不願。媽媽張開口吃飯的時候，我心裡忽然記起外婆的話：「簷前滴水無分差。」又說：「妳怎樣待妳的媽媽，妳的女兒也會怎樣待妳。」我琢磨著這幾句話，手就鬆弛下來。媽媽的臉容在我眼前晃動，我越看越不同情她，還禁不住生出厭惡的情感來。然而，轉念之間，我覺得自己太不孝，怎麼可以在媽媽患重病的時候，對她如此苛責？又想到自己也是身罹病痛，為什麼要我自己忍受呢？精神的痛苦不比肉體的輕省啊！在不知不覺間，媽媽的病讓我的精神增加了無形的負擔。在這以後的年日裡，我不敢和媽媽提起她的乳癌。好幾次，媽媽有意給我看她的乳部傷口，我立即避而不看。是我不關心她嗎？我不知道。我只知道疾病之於我，是種忌諱，我極不願意正面去面對。它隱藏著殺傷力，冷不提防，就把一個原來生龍活虎的人，打擊得氣息懨懨的。自從媽媽生病後，親人的身體稍有不適，總令我神經緊張到不得了。可是人生不如意事十常八九，媽媽的病好了，哥哥的身體又出了毛病。

哥哥重病入院的消息傳到芝加哥，我只有乾著急的份兒，一點兒也幫不了他。這次的大病，毀了哥哥的自信心，令他感到生命的脆弱。他預先安排好了妻兒的生活，萬一自己撒手塵寰，他們也可以有生存的條件。那年哥哥才三十出頭，這衝擊力不可謂不大。我是他妹妹，受到的影響更是十分巨大。那一陣子，我不敢吃油膩的食物，運動的習慣也在那時建立了。從此更患了疑病症——身體偶有不適，立刻懷疑自己患有不治之症。在懷疑的同時，似乎身體真的也幫忙說服我，而奇異的病徵也真的出現了，讓我相信大禍 病正要臨頭。我成了診所的常客，經常東檢西驗。化驗結果都是正常，但自己已被嚇得半死。後來，我學乖了，知道絕大多數的病徵都是精神緊張造成，只要病徵不再持續下去，歷久不消，也就沒有什麼大問題。在往後的日子裡，我縱然身體有了病徵，我也不再立即做檢查了，我會等著瞧。從此，我對疾病的態度，採取了敬而遠之的策略。非不得已，我不願去醫院。我對付疾病有了一套特異的看法。我要跟疾病競賽，在它未攻擊之前，我先做好防備功夫，把身體調理好，讓身體有足夠的抵禦能力，應付疾病。這套法子，可說是積極，也可以是消極，好像我不大願意拿出勇氣來面對疾病似的。

偏偏我的親人如媽媽、哥哥、丈夫，在不同時段都患有疾病，迫使我不得不提起勇氣面對，但也有軟弱退避的時刻。哥哥在美國時，有一段時間，我對他不聞不問，但內心深處，我曉得我是掛念他的。近幾年來，我和哥哥的關係密切多了，對於他的健康，我不再置若罔聞。我積極教導他各種對身體有用的鍛鍊方法，並且贈送保健藥品。現在，我可以面對生、老、病、死之餘，也不忘把歐梵的身體調理好，可說是我對疾病的正面看法，有了長遠的進步。

愛情滋潤，最後憂鬱

一九九九年六月，春天終於駕臨我心。我和歐梵相戀，彼此的心靈綻開了愛情的火花，溫暖了我的人，也融化了我冰封的心。幾天的相敍，奠定了感情的基礎。說來也巧，遇見他的前一個星期，康醫師說我的病漸癒，可以開始減藥。漸漸停藥後，我乾涸的心靈急需情愛的滋潤。別後的一個月裡，我跟歐梵每天通電話，以及寫傳真信。從信件的傳遞中，我們的情感進展得十分迅速。

我們六月二十日見面，到了六月二十四日我寫下一封信寄去波士頓：「師兄，你返美後思念我嗎？我知道你一定會記得我這春意撩人的小師妹，是嗎？我也有想念你的時刻；多一分思念，多一分浪漫的感覺，就讓這浪漫的感覺推動我們過日子吧！」後來我的另一封信又說：「你昨夜的話，有點像愛的宣言，你向我保證願意愛我輩子，保護我一生，是如此的情深義重，我該如何報答你呢？在我一生中從未感到如此踏實。以後不需要裝強，只須做回自己。」他為我發表了愛的宣言，穩定了原來浮游不定的心靈，我感到安穩、篤定。我比喻自己是絲蘿，他是喬木，我的後半生托附於他，我知道自己是幸福的，笑容再次顯露在臉上了。

千禧年中秋節，我們在波士頓的劍橋市政廳結婚。中秋節是我最愛的節日，花正好、月正圓，我們無需要擇吉日了，是日就是大好日子。婚後我們過了幸福的半年；生活和樂，心情暢順。然而，好事偏多磨，當我們仍沉醉於新婚的浪漫情意中，病魔成了不速之客，擾亂了生活節奏與心情。才沒幾天，我們高漲的情緒，一夜之間陷落谷底。

我們在幽暗的深谷生活著，笑聲沒了，盼望沒了，更不要說情趣了。我們有的是憂心、煩惱，與哭泣。快樂的時候，三天快如一日；痛苦的時刻，度日如度年。太陽未升天，我的眼睛已睜開。月亮行到中天，我睡意全無。往日情話說不盡，今日啞口悄無言。

現在把二〇〇一年三月五日病初襲時的日記，爰引於左：

近日為了媽媽的事憂慮以致情緒緊張，晚上整夜不能成眠，今早起床，身心疲累不堪。下午沒有旁聽歐梵的課，留在他的辦公室休息，但輾轉無法入睡，心情開始焦慮起來。記得以前病發之時都是從幾個無眠的晚上開始。想到三月二十二日要到德國柏林及荷蘭旅行，如果繼續睡不好，恐怕情緒會低落，就會影響整個旅程。越想越不對勁，待到歐梵下課，立刻約請我們的家庭醫師給我安眠藥。當夜睡得很好。

翌日丈夫約我午膳，他請我吃了自己並不喜愛的日本菜。飯後我去理髮，三時去見心理醫師，談談我的近況，特別是情緒的變化。她認為我並沒有患上憂鬱症，只是擔心媽媽的病情而讓我的低落情緒。聽了醫師的話，我以為自己還可以，但是到了晚上情緒開始轉差；很多的憂慮、焦慮、不安都接連而至。吃過晚飯，跟丈夫談感受，談到觸動處，倆人都哭了。哭泣的觸發點，卻是各自不同。丈夫怕我一旦病發又放棄自己，而且不再需要他了。我哭是因為想到很多可怕的事情，心想：「我又患上抑鬱病？太可怕了！痛苦的日子又來了，我可以安全度過嗎？」之前我倒是無牽無掛，現在有了歐梵，多了一層牽掛。那時一個人在屋子裡，可以多天不吃不喝，不言不語，病了死了，也是一個人。現在可不同了，過去一年多的共同生活，快樂極了，我們有說有笑，真是樂趣無窮。他每天說上幾十次「極好」表示他對生活的滿意，我若然患病，他能夠不受影響嗎？他常說：「我們是同心一體的。」

自結婚以來，我最大的成就感是給予他一種幸福愉快的家庭生活，現在看來怕會因為我的情緒病而破滅。我因為不能再給他帶來快樂的生活而難過極了。更可怕的，就是我一直擔心著自己的健康。我不願意做體格檢查，卻又要申請美國永久居留證，而被迫做身體檢查。我總想著自己身體有很多潛伏著的毛病。報告的結果若是沒什麼大問題的話，也不會由此而放心。如果有了重大的毛病，我又要怎麼辦呢？

如此反覆思量，焦慮感越來越大，達到崩潰的邊緣。精神的緊張，令我胡思亂想。假若我患上重病，弄得精神和身體都垮了，我如何承受得了？一旦我早逝，誰人來照顧歐梵？他是情感脆弱的人，他說：「我等了六十年才得到的幸福快樂，妳不要丟上我不理呀！」我跟他結婚的本意是要給他幸福而不是負累。我越想越心寒，整夜無法成眠，還累得他半夜講故事給我聽，企圖哄我入睡。到了天空露出魚肚白之時，我們才累得沉沉睡去。

到了同年的五月十七日，我在日記裡說：

老公為了分散我的注意力，我們在寒風凜冽的街道上疾行。他邊行邊說著自己的戀愛史，我沒把他的話聽進耳裡去，只想著自己的問題。令我焦慮的事，多不勝數，也有很多對死亡的想法，腦海中亂七八糟的，叫我痛苦萬分。回到家，忍不住大聲哭泣起來。他見我哭，也不知所措地哭作一團。那時的感覺很想死，卻捨不得他。對於他，我有深切的內疚感。要他跟我同受精神的苦楚，非我所願也。我為自己的痛苦而自憐，每天總向歐梵問一遍：「我什麼時候可以痊癒？」他無言可以安慰我。過去的兩、三個星期，在痛苦而忙亂中度過，他和我都感到疲憊不堪。每隔一、兩天就往哈佛診所跑。好不容易才確定了心理及藥物的治療。他每天花上好幾個小時跟我聊天，分析我的過去和現在心理，但他的努力沒有令我的病稍有起色。漸漸地，他人變得沉默了，但我們的感情卻因為這段歷練而變得深刻多了。我們共同感受痛苦，情緒的起伏也受到對方影響。短短的幾星期下來，他人瘦了，也不像以前那麼開心。

日子越過越難，無心幹任何事。每天早上捱到中午才起床。下午至晚上睡覺前，除了偶然到外面散步，我沒有心情看書、看電影或幹些什麼。呆呆的坐在家裡，和歐梵流淚眼看流淚眼罷了！

執子之手，攜手抗鬱

與歐梵結婚後的這次發病，起因於接到媽媽從香港打來的電話，說她的骨絡發現了癌細胞。我驚聞噩耗，當夜不得安眠，接下來的幾天也是睡不著覺，加上其他拉雜的煩心事情，過不了幾天，我的情緒一下子掉到谷底。

這次是我第四次發病了。本來好端端的，和歐梵在劍橋過著幸福的新婚生活。在一生當中，這一刻，應該是最愉快的。過了將近十年的獨居生活後，有了一個家庭和愛我的丈夫，還有什麼比這個更愜意呢？我憂鬱發作後，朋友不解地問我：「玉瑩啊！歐梵這樣愛妳、疼妳，妳還患什麼憂鬱症呢？」我自己也不清楚。後來哈佛診所的心理醫師一句問話：「妳是否覺得自己不值得享有現在的幸福？」聽後，我大哭起來。我突然醒悟，哦！我是經不起幸福的生活。唉！我是太過自輕自薄了。

病魔說來就來，而且來勢洶洶。歐梵知道我以前有憂鬱症，一心以為我跟他結婚，人變得快樂多了，還有什麼可憂鬱？誰知道一旦有了憂鬱症，若停止服藥，很有可能會再發。我這人也很胡塗，從沒想過它是會再來的，明明已發作了三回，還不把它放在心上。有一次我問心理醫師：「康醫師，憂鬱症會復發嗎？」他笑著回答說：「當然會囉，它像傷風感冒一樣，病痊癒了，若不小心著涼了，還是會生病的，不是嗎？」有了醫師的話，我仍然是置若罔聞，更不要說嚴加提防。每次醫師說要停服藥物，我只曉得高興，從來不懂質疑這種做法可能會招致日後的復發。在診治憂鬱症的方法上，美國醫師和香港醫師頗為不同。前者在處方上更小心謹慎；劑量的控制十分嚴格，一點一點的分段加上去，到了一定份量，就不會再增加了。服藥期也主張越長越穩妥，絕不毅然停藥，尤其對個別病人來說，他們絕對不贊成斷然停止投藥。

經哈佛診所的心理醫師對我的病歷分析結果：我的憂鬱症有一種特別的模式，每隔一年半即發作一次。這段沒有服藥的時間，因為身體裡完全沒有藥物的支撐，假若心理狀態一直沒有改變的話，壓力累積的結果，再配合上一個直接的觸發媒介，血液裡的血清素一旦失去失衡，情緒就發生問題了。故此，醫師主張我長期服藥。哪怕把劑量減到最低限量，也可以預防憂鬱病的再生。就算發生了，情緒也不會一下子跌到極低點。

依照醫師的指示，七年來我一直沒有停止服藥。藥的份量很少，是少到不能再少的劑量，但醫師說：「我認為妳應該多服一點，起碼有每天二十毫克，只服十毫克是沒有作用的。」我現在人在香港，生活起居正常，經常運動，心情舒暢。偶然睡眠不好，會探訪我的朋友張琛中醫師，央她給我個安眠方，再仔細調整一下自己的緊張情緒，沒多久，我睡不安寧的情況便得到改善了。

睡眠對於憂鬱症者十分重要。以我的經驗，每回病發都是因為連續多天沒睡好。睡不好，沒有胃口，整個消化系統失調，連帶肝臟也失去平衡，什麼肝火上升啦、肝火盛啦，令我更無法入睡。如此循環下去，身體狀況越來越差。到了這時候，我弄不清楚是生理影響心理，或是心理影響生理。總之，我就是病了，而且病況沉重。失眠可說是憂鬱症的病引子。所以我對失眠的戒備性特別強，一旦睡不著，一定要把導致失眠的原因找出來，並且積極地解決它，這是種治本的方法。治標的方法就得靠藥物了，但最好不要服食西藥的安眠劑，它會令病人造成倚賴。相對來說，中藥的酸棗仁湯比較溫和，對身體傷害較輕微。如果能夠靠運動來鬆馳神經以達到安眠的效果，當然最好。堅持努力去做就行了。

二〇〇一年三月，我的憂鬱症再一次來犯。症狀跟前三次一樣嚴重，但時日卻是最短的——從發病到病癒，不到七個月。原因很簡單，有丈夫歐梵積極的參與抗病行動，大大的加快了療癒的時間。雖然憂鬱症者有如被困在玻璃罩裡，無法跟外界的親友接觸，可是親友的關懷愛護還是很有幫助。

在那段度日如年的歲月裡，歐梵從早到晚悉心照顧我，以我的苦為苦，他常説：「老婆，我倆是同心一體呀！」我哭，他陪著我哭。聽心理醫師説緩跑步可以幫助病情，從來不運動的他，竟然每天開車載我到健身房去跑步，而且是風雨無間。有一次，我實在提不起勁去了，他急得雙膝跪在地上，央求我跟他去跑步。又有一天的黃昏，我們坐在餐桌上討論藥物的問題，他忽然煞有介事的告訴我説：「我昨天從書本上知道，妳現在服用的抗憂鬱藥，其中的一個副作用是會提高人體裡的膽固醇濃度，尤其對於那些膽固醇偏高的人更有影響。」我頓時感到眼前星光直冒，心臟加速，幾乎要哭了出來，滿懷憂怨地説：「老公，你為什麼告訴我這消息呢？你不應該在今日今時告訴我。我的膽固醇偏高，你是知道的。服食這抗憂鬱藥也是無可避免的，我沒得選擇呀！」我們吃晚飯的時候，均憂心忡忡得沉默不語。好不容易捱到上床的時間，我不禁補上一句：「老公，我好害怕。我怕膽固醇的度數，以後更是有上升的份兒，沒下降的機會了。」平臥在我身旁的歐梵，忽然一躍而起，口裡叨叨不絕的説道：「我真是多此一舉，不單沒給妳幫上忙，反而累妳擔心，我真的是無用之人啊！」説到最後兩句話，竟然嗚嗚的哭了起來。他突然站起來，向浴室的門口直衝過去。一剎那，我被他的舉動嚇到了。我立刻隨著他跑到浴室裡，但見他猛力地把頭撞在洗臉盆上面的玻璃鏡子，喉嚨裡發出咆哮的哭鬧聲。我嚇得目瞪口呆，本能的反應是把他的頭拚命地扳轉過來，哭著説：「老公，請你不要這樣衝動，我好害怕呀！」

我們相擁而泣。在那一刻，我被他的愛感動了。雙雙回到臥房，久久說不出話來。那夜我沒有睡著，但第二天，情緒似乎有一點兒好轉的傾向。誰說不是受到丈夫愛心的感召呢？

這次的憂鬱症發作，我從來沒有想到如何了結自己的生命。原因是老早就先受到歐梵的警告，他知道我前幾次都有自殺的念頭，而且也付之實行的。有一天他陪我看完醫師回到家裡，忽然嚴正地跟我說：「我請求妳，不要試圖結束生命。若妳真的死了，我也不要活了。我會辭退哈佛的教職，回到香港，什麼也不幹，每天大吃大喝，把自己撐死——誰叫我沒勇氣自殺？」我被他迫笑了。笑語過後，他的話也真的深深地打進我的心中。為了他，我再怎麼痛苦也得忍耐下去。寧願痛苦地生存下來，也不要痛快地死去。料想不到的是，幾個月後，我竟然只服了幾帖中藥，病就痊癒了，可算得上是個小奇蹟。在感恩之餘，決定把我們的經歷公諸於世，與患憂鬱症的人分享，藉此勉勵，這病雖然痛苦，卻不是無藥可治。只要找對了醫生，服對了藥，加上自身的毅力和意願，或遲或早，一定會藥到病除。

Chapter 4.

四次自殺未遂

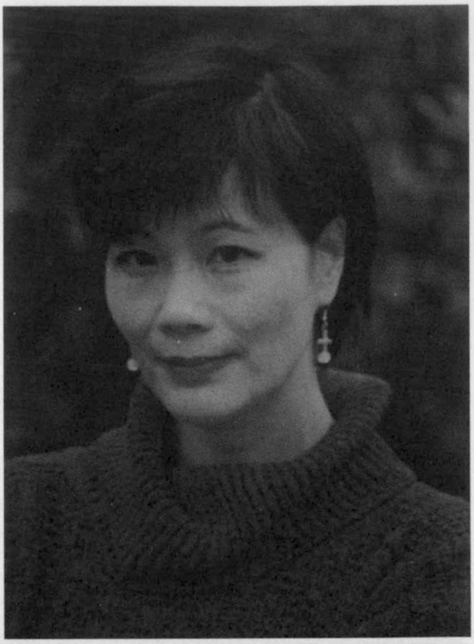

1992年子玉與前任老公分居後展開獨居生活

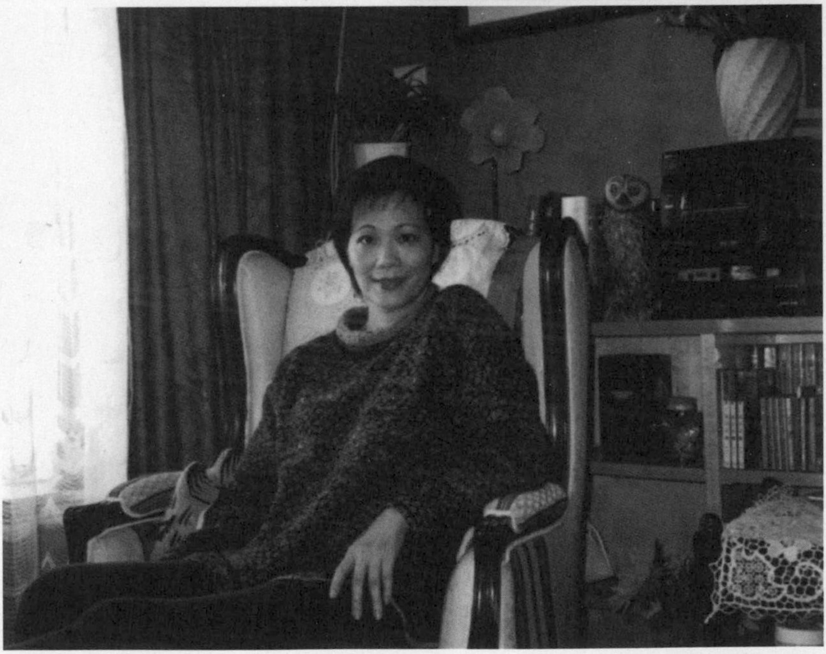

子玉香港街口留下生活剪影

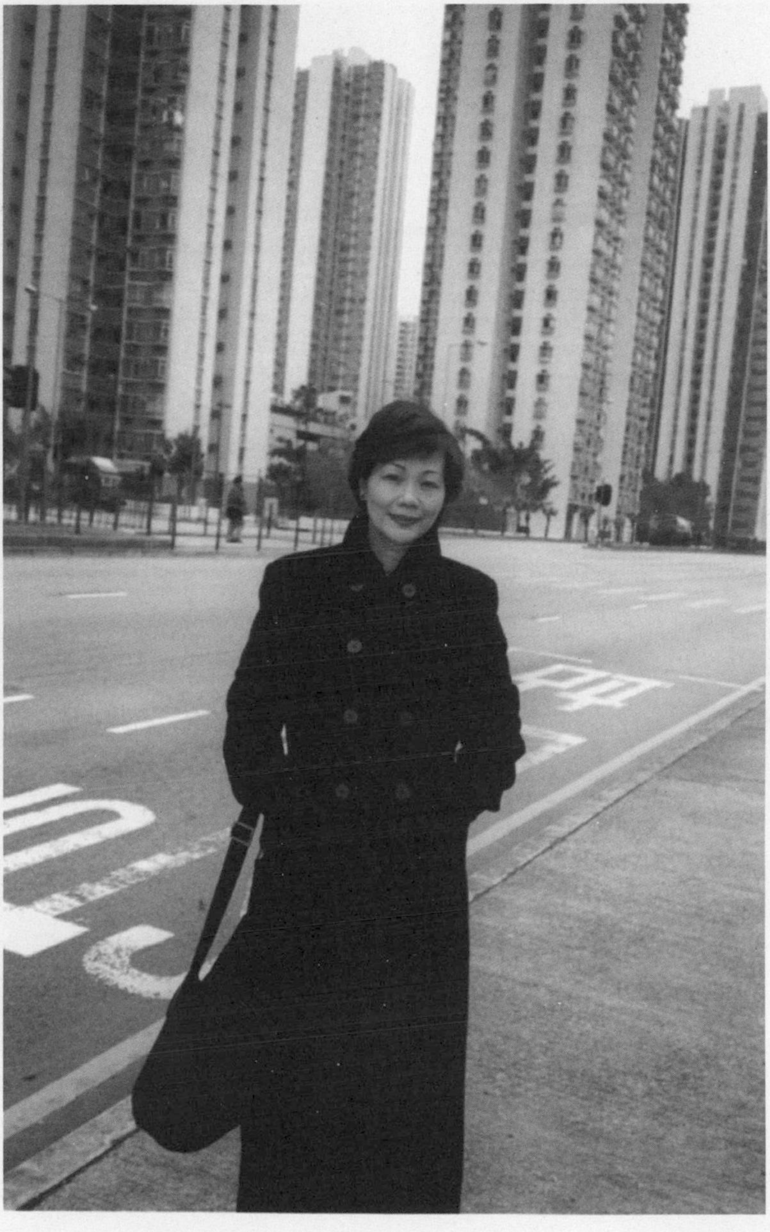

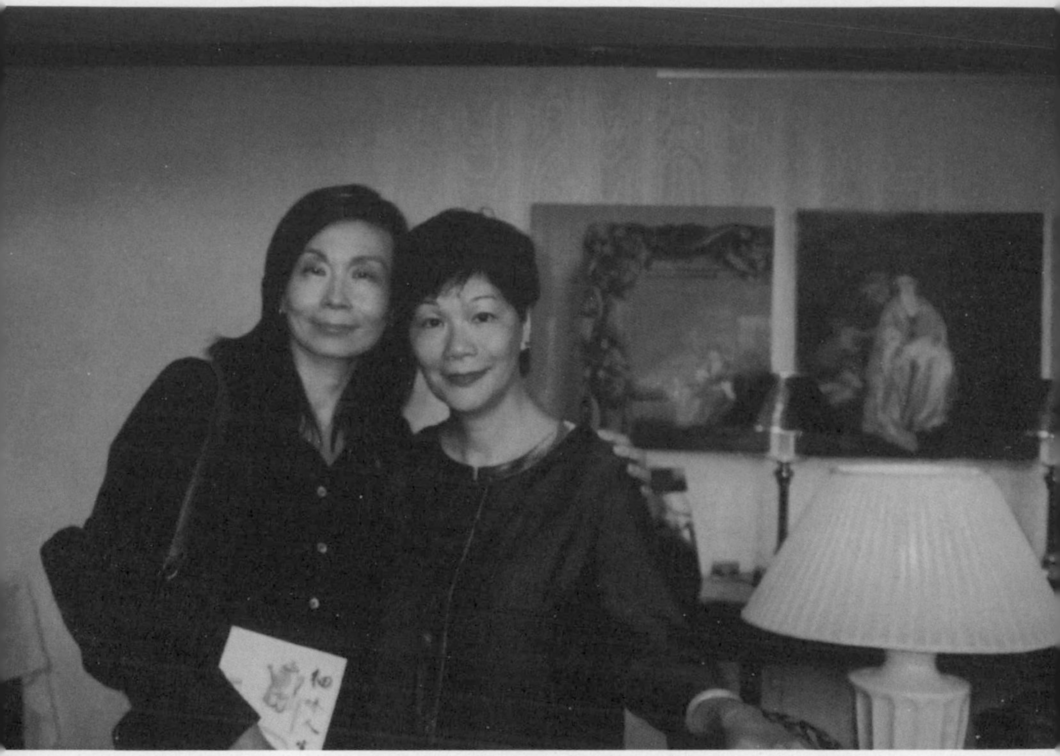

作家平路給予子玉適時的鼓勵與支持

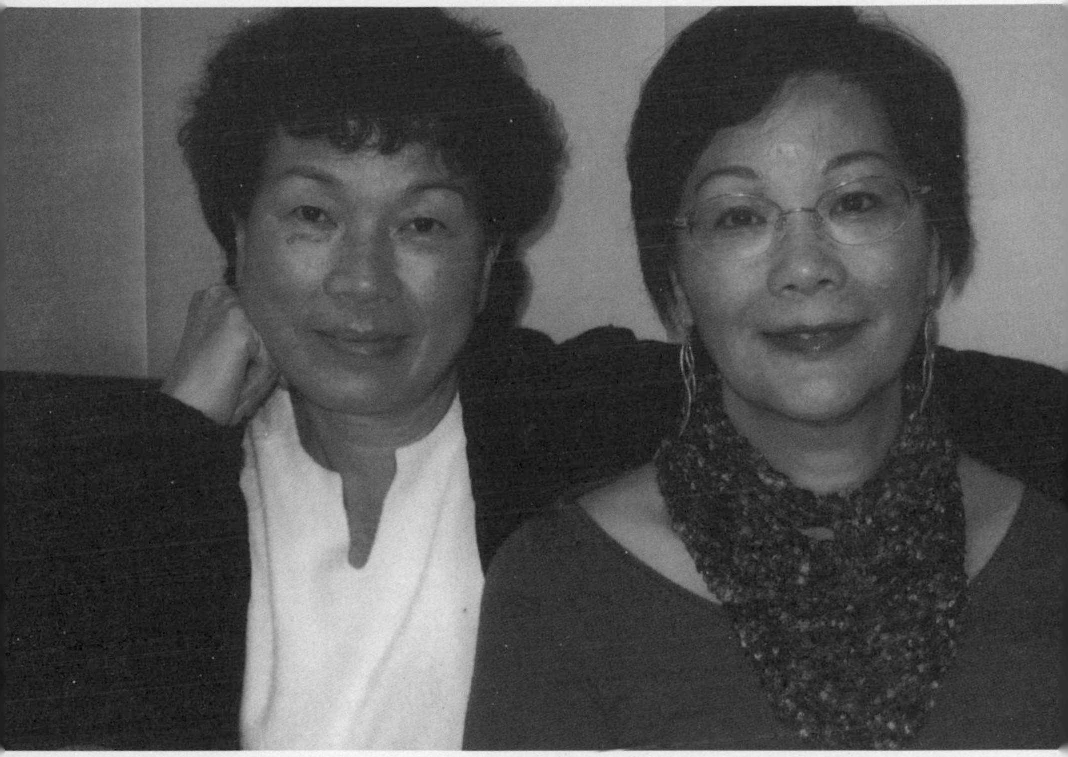

作家龍應台與子玉是相識多年的好友

為什麼我不乾脆的死去？

因為職業的關係，工作時間的彈性比較大，不需要每日定時上班，見客戶的時間也是由自己決定，至於同事間的往來，更是可免則免了。通常我回到辦公室的時候，同事都出外午膳了，坐在自己的丁方格裡，胡亂整理一下文件，把必需辦的公事做好，或打幾通電話給客戶交待一些事宜。精神俐落的時候，拿起電話筒是件平常事，但到憂鬱時，電話筒似乎有千斤重量，要拎起它真是難乎其難啊！談話的聲音自己聽來沙啞，在別人聽來或許不盡然。我會有這種想法，是因為在平常的日子裡，絕少跟人説話，通常獨自留在家裡。遇上週末，從週五至週日，連續三天足不出戶，除了早晨起床吃早餐外，都是躺在床上眼睜睜的望向天花板，想著亂七八糟的事情。我不給親友打電話，也沒有人來電話，可以三天裡沒發出一個音節。這情況到了週一回公司，開口講話時，聲音能不沙啞嗎？

我當時的表現何止於沙啞的聲音呢？無心裝扮的結果，衣著隨便，不施脂粉，蓬頭垢面，精神萎靡，像是臉色枯黃等等的不堪形容，都可以套用在我身上。最難過的莫過於我仍然要在別人面前隱瞞患了憂鬱症的事實，更不想讓他人知道我已經和丈夫分居，過著單身的生活。一直到了多年之後，才肯面對現實，告訴親友我的實況。

為什麼我一直不讓人知道家庭實況呢？現在分析起來，理由很簡單——我不願意接受婚姻失敗的事實。向來，我對於婚姻的看法十分保守，總認為婚姻是一生一世，它的失敗也是我做人的失敗，暗喻我沒有做好妻子的角色，弄至丈夫跟我離婚。

為什麼我沒有想到，一段成功的婚姻有賴於倆人的共同努力，如果夫妻其中一方在這關係中失敗了，另外一方是否可以獨善其身呢？

我沒有必要把失敗的責任一股腦兒往自己身上扛。但是，自責的情緒充塞著我的胸臆，這鬱悶伴有自憐、自怨的複雜思緒，造就一股混淆不清的感覺，一直不離不棄的陪著我日復一日的活著；苟延殘喘地活著，叫我苦不堪言。我的忍耐是有限度的，忍到不能再忍的時候，會把心一橫，全盤放棄了。這時，精神達到了崩潰的階段。我不再掙扎，不再等待，只求速死，以求就此了斷塵世間的恩怨情仇。

割腕，第一次自殺

一九九三年，我第一次犯憂鬱，也是歷年來最嚴重、最長的一次，而且自殺的次數也最多，一共自殺了四次。除了燒媒氣外，之前也試過割腕和服安眠藥。割腕是首回幹傻事，又是生手，弄得「不湯不水」，後果是「不痛不癢」，只拿來當吸取經驗之用。直到現在，每次看見自己在手腕的線狀疤痕，只能引起我莞爾一笑而已。當時我自然是笑不出來的。決定自殺的那天，我買了一把小刀片，好不容易狠下心來，以刀片在手腕脈門的部位，橫向割上一刀，頓時感到一陣痛楚，令我立即縮手。看見傷口有少許血水滲出來，心想：「就憑著這丁點兒的流血法，怎可能死去？」但這傷口不能不處理，於是忍著痛，乘一輛計程車，跑到附近的威爾斯親王醫院縫針去了。

到了急診室，拿了候診卡，見到醫師，他問我是怎樣弄傷的，我答：「洗玻璃杯時，打破了杯子弄傷的。」醫生仔細瞄了一眼傷口說：「妳真有本事，把傷口弄得如此整齊？」意思是他不肯相信我的話。當時，我也不置可否，取了消毒藥，縫合了傷口，飛快地乘車回家去。這次的自殘行為，雖然沒有給肉體帶來太大的傷害，但是那一道短短的刀痕，卻在我的心上留下了深刻的烙痕。每次看見它，總想到當時的心境，使我久久不能釋懷。在以後的幾年裡，我甚至不願意被陌生的中醫師為我把脈，怕引起別人的注意，看穿了過去的愚昧行徑。

我想，第一次自殺之所以失敗，因為我求死的決心不足。潛意識裡大概也不想死，也是痛苦的深度不夠，還未到非死不可的地步。因為那次之後，我猶豫了很久，掙扎很長的一段日子，才決定幹第二次。這又是幾個月後的事了。

烈酒配藥，第二次自殺

在這漫長的九十多天裡，我的生活是怎麼度過的呢？現在追憶起來，印象有些模糊。對待生活的態度是無奈的。自己半死不活的混著日子，有時連自己都感到羞愧。

既然活得不耐煩了，我重新計畫如何去死。每天早上醒來，耳畔傳來一陣嘮叨的聲音說：「玉瑩啊！妳該用何種方法去死呢？」跳火車軌、服毒、服安眠藥、吊頸，我想都是可行的，只是哪種方法最有把握可弄死自己，得想清楚，不要像上次一樣失誤才好。未決定採用何種死法之前，魔鬼的聲音仍然不絕於耳，每日提醒著我：「這回我非死不可。我可以延遲，卻不可不幹。」一思量之下，我終於決定要服用大量的安眠藥、抗憂鬱藥，還有鎮靜劑。我先算好覆診的日期，用計欺騙醫師多給我一個月的藥。

萬事俱備只欠「東風」——勇氣、決心是也。由於割腕的失敗，這次再來，周詳的準備是必需的。前一天，我買來一瓶威士忌，聽人説服藥之前先喝烈酒，會提高藥力的運行，即是説人可以死得更快。我決定服藥的那一天，約在四月中旬，那天晚上是香港舉行的電影金像獎頒獎典禮。黃昏之前，我從辦公室回到住處，沒有吃晚飯，看著窗外的夕陽染紅了整個西天，聽著睡房外公路轟隆隆的汽車聲，心中亂如麻。想到那夜電影的主要影片「阮玲玉」，它應該可以獲頒幾個大獎吧？包括張曼玉的最佳女角獎；她是我的偶像。況且阮玲玉的結局不也正是服藥自殺死的嗎？唉！人生如戲，戲似人生啊！在冥冥之中，似乎早已安排好我該命畢於當晚。自古紅顏多薄命，我禁不住又飆下兩行淚。若要看畢頒獎禮，時間會太晚了，我決定只看一小時的節目，就開始行事。直至看見張曼玉出現，我順手按一下遙控器，張曼玉的影像隨即消失眼前。我把三種藥丸混在一起，放在手心，足有大大一把。打開酒瓶的蓋子，倒滿了玻璃杯。深深地吸了一口氣，仰起頭，將藥丸子啪的一聲，含在口腔裡，然後將酒灌下去。我還沒有意識到藥丸是否已經吞到胃裡之前，早已沒了知覺。

醒來的時候，頭腦清明，一眼望見桌上的時鐘，剛好是九點鐘。我弄不清是早上的九時，或是晚上的九時。連忙按動收音機，廣播員正在報時：「早上九點正。」我第一個反應是：我應該梳洗穿衣上班去了。

同事見了我，跟我打招呼：「Esther，妳回來啦！為什麼昨天沒見到妳呢？」我心不在焉的虛應著她，心下暗忖道：「莫非我睡了兩夜？」隨後的幾天，我的情緒似乎比自殺之前平撫了些，有暫時的舒緩作用。原來麻木的表情，似乎也輕鬆了一點兒。見到了表哥和一些相熟的友人，更是像從來未發生過任何事。但是，我知道這只是暫時的現象，過一陣子後，病魔定會再來找我麻煩。

無論如何，對於這次的尋死之旅，我竟能完整無缺的生存下來，實在令我驚訝不已，這簡直是奇蹟。直至現在回想起來，仍然無法解釋為什麼會死不了，甚至連一丁點不適的感覺都沒有。我的生理結構比別人特殊嗎？或是有隻無形之手，把我牢牢地拖著，不讓我滾入地獄去？可我這個混沌無知的女人，卻沒有醒覺過來，從此洗手不幹，竟然繼續自殘下去，還有第三次、第四次。可能是命運的安排，注定我劫數難逃，但最後也是命不該絕。

開瓦斯，第三次自殺

一九九四年十月的某一天，應該是深秋，天氣仍是燠熱非常。氣溫不正常，是否會讓人動了歪念？悶熱的秋天氣溫，人稱「秋老虎」；老虎是威猛的，警覺性很強。

那時的我總是病懨懨的，對憂感的感覺倒是警覺性很強。尤其是早晨，憂鬱的情緒特別強烈。眼睛剛睜開，沒有看見朝早的雲霞，卻感到腦海充塞著死亡的念頭，彷彿頭頂罩著一片烏雲，揮之不去。

我只有一個想法：「今天我該如何了結自己？我真的要死嗎？是的，我真的不要再活下去了。死了就好，活著真痛苦；沒了感覺，我就可以解脫了。」反覆中，又自問：「妳沒有牽掛嗎？若妳死了，妳的親人，朋友怎麼辦呢？」我不管了——我實在受不了這痛苦的感覺。但是這次一定要找一個萬全之策，我一定要死得成。唔，就燒煤氣吧！以前的明星尋死，也有選用這方法的，而且死相也算安詳，大概死前的感覺也不難受吧？就這麼定了！可是，要先預備需要的工具……

尋死的念頭一直如影隨形的縈繞腦際，似乎非到有所決定才會干休。有時決定了，但何時執行自我「死刑」，又會為自己找藉口而一再往後挪。譬如後天約了媽媽慶祝她的生日，或是下星期要見一個客戶，跟她辦理保單借款的事情，我不能就此撒手不理她呀！可是，一天不執行這死亡的召喚，我就得不到安寧。每天不停地琢磨著，令我坐立難安。直到有一天，我忽然按捺不住了，決定當天就是行刑的日期，再也不為自己找任何延期的藉口。

那一天，心情反而很安穩，思路也很清晰，該做、該買的東西在早晨即預備妥當。我住在沙田火車站附近的一幢公寓，這幢公寓外表看來沒什麼特色，就是一般的高樓大廈，像香港許多的大廈一樣，層樓高、單位多。我住在十五樓的一個小單位，面積大概五百來呎，一廳一房、一浴室一廚房。

這是一九九二年我跟表哥協議分居的時候，我搬離沙田城門河畔的公寓，找到了此處。才看了五分鐘，就決定買下來。當時的感覺很興奮，認為是上天賜給我的一個好居所。原來的屋主是一對年輕夫婦，他們才住了一年，而且把整屋新設計的家具也一併轉賣給我。客廳是紅黑相配，睡房是清一色的淺灰，這三種顏色都是我喜愛的。我把客廳地板鋪上我和表哥以前買下的灰、黑、紅的三色毯子，真是再適合不過了。這公寓似乎在冥冥之中，早幫我預備好了。

是的，這「預備」是在事過境遷之後，才知道其中含有重大的意義。我在這兒居住的短短九個月中，生命在地獄的邊緣悠轉了三回。

事後，我搬離了這間房子，從此再也沒有走近它。有幾回，有事走到隔鄰的一幢大廈辦事，便會有種說不出的難受。我拒絕接觸我的舊居所——是否自己害怕憶起那段傷心的歲月呢？

有人說居住的環境會影響情緒、運程，我想是真的。這幢大廈座落於沙田火車站旁的一條公路上，睡房的窗口對開就是公路的中段，整日車輛川流不息，而且是朝窗口直衝過來，車的馬達聲隆隆不絕於耳，終日不得安寧。我躺在床上，彷彿感到床會震動，想當然我的心也是煩躁不安了。

就在那一天的早上，我跑到沙田新城市廣場的一間文具店買了一卷褐黃色的寬邊膠紙，和一把小刀片。中午時分，先前約了女友馮涵隸午餐。吃飯期間，我們輕鬆的、閒散的談著話，我心不在焉的答著話，涵隸知道我的病，我卻不讓她發現任何異樣。

早上出門前，我致電到表哥家裡，電話接通了，我卻沒有開口說話，只是想聽聽他的聲音而已。他「喂、喂」了幾聲就掛斷電話。

吃過了飯，涵隸和我分手，她要返回中文大學工作。她先送我到自動電梯口。我踏上電梯，梯子徐徐而下，我回過身來站著，她一路揮手說再見。我目不轉睛看著她，心中默默地說：「永別了，烏啦啦（她的渾名），讓我好好再看妳一眼吧！」到了梯級盡頭，我狠狠地掉頭就走，回家幹我的大事去了。

回到家，我拿出一疊白洋紙，開始寫遺書，寫給媽媽的、表哥的，以及遠在美國的哥哥。寫好了，又覺得寫得不好，撕掉再寫，再撕，最後覺得沒必要留下任何書信給親人，就把一團團的碎紙放在垃圾袋丟在家門外的廢紙箱裡。在寫與撕的折騰裡，我浪費了一個多小時——是我有意拖延離世的時間嗎？我不知道。但我知道的是，當時並不感到一絲懼怕，只想著要把事情完成。

首先，我把窗戶全數關上，以膠紙封死所有的門隙、窗縫，從睡房把被褥子和枕頭放置在廚房的地板上。最後、最重要，也是最難的事情，就是把煤氣爐打開。我的煤氣爐是新式的，以手按制點火；火著了，煤氣就不會漏出來毒害人。我向來對機器的結構和操作很迷糊，弄不清楚其運作的原理。到了這麼一個生死關頭，我更顯得手足無措。於是，想了個最直接的方法，用刀片把連接爐子與牆上煤氣管的膠管割斷，管子張開了口，我聽見了嘶嘶的聲音傳入耳朵裡。我緩緩躺臥在地板上，靜靜地等候死神的呼喚。等待的時候，腦子裡一片清明，沒一點雜念。大概過了幾分鐘，我仍然好端端的躺在地上，心想：「怎麼搞的，我的胸口不悶，氣不喘，也嗅不到什麼異味，莫非爐子出了什麼問題，排不出煤氣？」正在想的當兒，我霎時一個翻身，從地上站起來，移步到爐邊，不假思索就用力按下開關。電光火石之間，我感到一道火舌從我左額髮端飄過，同時看見一團烈火從牆上的管道口噴出來。還沒來得及反應，已聽到一聲轟然巨響，左邊的窗子被一下強大的壓力抽拔了下來，整個飛脫到外頭去了。一瞬間，我衝出廚房，直走到最末端的臥房，一手拎起電話筒，撥了九九九三個數字，說了我的住址，告訴接話人我這兒失火了，然後飛跑出家門。沒有超過五分鐘的工夫，消防車和警車一併到達我的家門。在等待救援的時刻，媽媽來了一通電話，為了不讓她發現，我盡量裝得氣定神閒地說：「媽媽，我們約了今晚吃飯是吧？但我臨時有要事，來不了，我們再聯絡。」

救火人員和警察一大群湧進門來。他們遊目四顧，詢問我：「小姐，妳家為什麼會失火？」我怯怯地答：「我也弄不清，我剛才回家，正要燒水沖茶，爐子就爆炸了。」他們一夥男人，以半信半疑的目光看我，然後說：「小姐，我看妳的膝蓋受傷了，剛才被火灼傷了吧？讓我的同事陪妳到醫院裹傷吧！」經他一說，我低頭看見左邊的膝蓋有著黑色、紅色的一大片；順手撩撥一下左邊額角，才發現一綹頭髮被燒焦了，幸好臉皮是完好無缺，不由得心下慼然欲涕。

從醫院療了傷口回家，那一群人已散去一半。一個中年的警察先生對我說：「李小姐，我看妳應該是個受過高等教育的人，況且又長得年輕、端莊。有什麼事情令妳過不去？導致妳走上自殺的路？」我被他一語中的，揭穿了我的計畫，只好垂頭飲泣，一時答不出話來。他見狀知道我是承認了自殺的事實，接著拍著我的臂膀說：「妳現在跟我們回警察局錄口供，我會找一個女同事和妳談話。只要妳說真話，什麼事都好辦。其實我們已掌握了妳自殺的證據。妳看，這堆撕碎的信紙是妳寫的吧？」他們真夠厲害，把我寫的「遺書」都拼湊起來了。我還可以不承認嗎？

到了警局，錄完口供，離開前他們要求我找一個親友接我回家。一時間，我想不到有誰可以來接我。我不想讓爸媽知情，怕他們擔心。可我又找不著表哥，事後才知道他去了澳門辦事。後來想到住在沙田的好友明智，他也是芝加哥大學的同學，遂找他來領我回去。警察力勸我不要回家過夜，因為廚房的窗「飛走」了，怕我不安全。我便留在明智的家過夜，第二天才回到空蕩蕩的家。

那夜我徹底無眠，白天的事情不斷在我腦海中反覆重現。

我無法慶幸自己的生還。我知道以後還會繼續自殘，直到成功為止。

回到家的感覺並不好受，心靈空虛得慌。出事後的三十個小時，我憂鬱的情緒反而得到暫時的舒緩，取而代之的是生命本能的反應。事後思量，不禁我為自己的處事敏捷俐落而驕傲。在生死關頭，我回復到本來面目，原來麻木了、遲鈍了的感覺，為了應付突變的環境，一下子活過來——活過來的感覺真正好。

一旦危機過後，刺激沒有了，我又回到死框框裡，無可避免的再次陷入思想與情緒的死胡同裡，情緒重新往下沉，無法自拔。

三天後，表哥聞訊立即趕來瞭解情況。初時，我堅稱煤氣爆炸純屬意外一宗，他半信半疑的離開了。後來經由涵隸夫婦通報，他才知道事件的真相。

隔日，他又來了。手中拿著一個小木十字架，跟我談論這件事。説著説著，忽然大聲哭起來，説：「妳知道嗎？這次妳若真的死了，我的下半生也跟著完結。我能不內疚嗎？妳現在拿著這十字架起誓，答應我以後不再做傻事，好嗎？」

我被他的一番話嚇到了。我們相處的日子裡，從未見過他如此激動，大概他真被我的行為嚇著了。我心想：「做這種事又不是頭一遭，都第三回了，前兩次沒有告訴你，你當然無從知曉。你現在的反應，倒令我吃驚呢！我以為自殺純是個人的選擇。如果我能忍受得了活著，誰又願意結束自己的生命？你今日來責備我，還不為了你自己的感覺。唉！我生而為人沒得選擇，沒想到要選擇死而為鬼也是不可以。」在他的懇求之下，我還是含著淚立下誓言。但是，事隔幾個月後，還是毀了誓言。這是我情非得已的。那惡魔又開始在我耳邊嘮叨了。

我所謂的惡魔，就是憂鬱症，它幻化成一個惡魔的形象，使我情緒低落，而且到了極點時，往往會想到自殺。它每天早上在耳邊嘮叨不休，驅使我想辦法去死。多年前張國榮從酒店頂樓一躍而下，結束了燦爛的人生，那真的是報章所説的「張國榮中邪」了嗎？我認為不一定。我揣測很大機會是他患了憂鬱症，被惡魔折磨得選擇了這條路而已。

服毒藥，第四次自殺

可是，俗語有云：「天作孽猶可恕，自作孽不可恕。」正如師父所說：「玉瑩，妳前生作了許多孽，今世是要還的。」大概我前生的債尚未還完，雖然三次自殺，卻是大難不死。但魔鬼並沒有放過我，到了忍無可忍的時候，於一九九五年預謀第四次的自殺。由於前三次的失敗經驗，這次的考慮更加謹慎，絕對不容有失。我費煞心思之下，想到了服毒。什麼毒藥最有效力呢？傳統的毒藥如農藥、砒霜、老鼠藥，我不知道如何可以買得到。突然間我記得多年前某天讀了《東方日報》，有一特別的專文，介紹了一種名叫二氧化氰的化學品，它可以用作沖晒相片膠卷的顯現劑。此物品毒性強烈，只需一小匙，即可致人於死地。如欲購買此藥品，必需出示身分證明或相關註冊文件，方可取得藥物。有了這資料來源，我趕忙走到香港大會堂圖書館去，把三年來的《東方日報》全借出來。皇天不負苦心人，兩個鐘頭後，竟然被我找著了。據文章所載，這種藥劑在專賣化學藥品的舖子就可買到了。

過了幾天，我坐車到了九龍城，那兒有好幾間這樣的店。我進店門之前，心上有了一番掙扎，幾分猶豫。在店前的路口徘徊了一陣，認清了店號，最後決定先到附近的理髮店剪頭髮，把自己梳理得漂漂亮亮。為什麼要先進理髮院剪頭髮呢？我也不知道。大概是我需要一些時間想清楚，怎樣跟店員說話。頭髮理好了，神情稍為安穩下來，才往店家走去。一個老闆娘模樣的人問我說：「妳買這藥來幹什麼用途？」我怯怯地答：「我喜歡攝影，也自己沖相片的。」她聽後，以細長的眼睛瞄我一下，然後要看我的身分證，更要了我的地址。我隨意把住址改了一下，給了她，藥物就到手了。我走出店門的時候，感到腳步浮浮的，涔涔的汗水流滿了一臉。

藥物拎回家裡，先存放到隱蔽的地方，偶然拿出來看一回，心中惦量著哪一天忍捺不住時，一把吞到肚子去。那陣子，我的思維雜亂，主意拿不定。莫非我仍貪戀塵世的樂趣？可是生活有何興味來哉？只是想到過去三次自殺的失敗，叫我充滿患得患失的心情。不穩定的情緒，令我坐立難安。服了藥物仍是睡不安枕，鎮靜劑也是百服不靈。我感到惶惶不可終日。

有一天，我趁覆診的機會，向康醫師吐露我已買備了毒物，等候自殺的時機。醫師聞言，立刻要求我把毒藥交出來，並說：「妳一人獨居很危險，應該住到精神病院去。屯門醫院是政府辦的，費用較便宜。私人醫院也可以，只是價格較昂貴。」我聽聞要住院，立即搖頭，表示不願意，還差點哭了出來。聽到住精神病院，忽然令我想到以前看過的一部美國電影〈飛越杜鵑窩〉，裡面說精神病院是個可怕的地方，精神正常的人進了去，也會變成不正常了。醫師用了權宜之計，先給我換了藥方，希望可以改善一下我緊張的情緒。幸而新調的藥物發揮了效用，幾天之後，我不再每時每刻想著自殺了。醫師為了安全，給表哥致電，希望他可以把我接到他的家裡去。

我又回到了表哥家。雖然是按著他原來預定的時間，卻不是出於他的誠心意願，因為我們之間的問題並沒有改變，我的病沒有好起來，而是越來越嚴重。他會收留我，我知道，只是基於道德責任而已。

兩個各懷心事的人住在同一屋簷下，氣氛鬱悶，完全沒有思想的交流，只有兩顆乾涸的心靈，迫切等待著甘露的滋潤。楊枝甘露何處來？我們無語問蒼天。表哥白天避到大學去，黃昏回家吃飯，我們默默無言地低著頭吃飯。飯吃過了，九時還未到，我已躺在床上，眼睜睜的看著天花板，直到人睏了，才迷迷糊糊睡上一會兒。直至午夜時分，表哥爬到床上，我裝成睡著了，心事又多了一重。如此日復一日，過著槁木死灰般的日子。其中卻發生了兩段驚心動魄的插曲，似乎要為沉悶的日子，掀起一陣波瀾。

有一天中午，表哥和我到沙田的新城市廣場的餐廳吃飯。吃飯時，我感到自己的情緒很不平靜，五臟六腑似有火在焚燒，又似有大浪翻騰，弄得我六神無主，胸口一陣陣鬱悶感，差點兒回不過氣來。我們匆匆吃完飯，表哥返回中文大學工作，我回到暫時居住的寓所。腳才踏進門口，胃就一陣抽搐。飛奔跑入廁所，嘩啦一吐，把午餐吃下的食物，全都吐了出來。往上瞧，鏡子前出現一張既紅又青白的臉。猛然間，我發現病魔已經完全進駐到我的體內，而已經沒了抵抗的能力。

我跌跌撞撞走回客廳，一咕碌倒在沙發上。一副青白的臉兒在我眼前晃動，痛苦的表情扭曲了的臉容，我不忍看。它發出沙啞的聲音，喃喃地說：「妳去死吧！留在世上幹什麼呢？」我忽然興起了尋死的念頭。真後悔把買來的毒藥交給康醫師，讓我沒辦法服毒，一時束手無策。我挖空心思想各種自殺方法，最簡便的莫過於跳樓了。表哥住在十九樓，一躍而下，魂飛魄散，就什麼都完了，不是很乾淨俐落嗎？可是，我心一轉：「不可以的，萬萬行不得。我有懼高症，要拿定主意跳下去，絕對不是件易事。」在要做與不做之間，我躊躕不已。反覆思量的結果，我在一百多呎的客廳裡，來回往返走動好幾十次，從越來越急，到越來越慢，心頭的烈火在二十分鐘之後，漸漸地熄滅了。我癱軟在地板上，呼呼的喘著氣——就只有二十分鐘呀！我彷彿經歷了漫長的一夜。在意識朦朧之間，聽見按門鈴的聲音，才如夢初醒般的去開門。半日的折磨，把我欲要尋死的志氣，磨損得七零八落，又得待上一會，才能「東山再起」了。

光陰似箭，日月如梭，轉瞬又到了農曆新年。表哥推卻了欲要來他家拜訪的女友，據悉女友從加拿大歸港，本約好在他家過年，沒料到我的病情轉壞，迫得他接我到家照顧，住了兩個月仍未有好轉，結果我們兩個傷心人被困於一室，真有些兒「牛衣對泣」的況味。新年有幾天的假期，我們總不能都在房裡，每天大眼瞪小眼的。於是每日的中午，我們吃過飯後，開始了當天的「遊逛之旅」。遊逛不等於遊覽觀光，前者是被動的，心情不見得愉快，多少帶點無奈的情緒，目的是要消磨時光，與後者的主動尋找樂趣，當然是大有不同。

第一天黃昏，我們選擇了逛花市。在維多利亞公園，每年的除夕都舉辦年宵市場，除了賣花之外，也有玩具和食物。就我的記憶所及，我從未到過這裡的花市。沒想到，在我病懨懨的時候，竟然來了這兒。我們坐地鐵到了銅鑼灣，甫踏出站口，已經是擁擠不已。往人潮洶湧的維多利亞公園方向挪移過去，好不容易才進入公園的門，但見萬頭攢動，叫賣之聲震耳欲聾。一個憂鬱症者對於嘈雜聲尤其敏感，聲音不斷敲擊耳膜，令我心神不定。加上人潮不斷往我面前或身後竄動，越發感到內心的獨立無援。我的感覺壞透了。迅速走離人群，迫切需要呼吸一口新鮮空氣。表哥看見我的情狀，只好拖著我急步離開現場。這次痛苦的經歷後，我發誓再不要去人群擁擠的地方了。

農曆新年本是普天同慶的節日，對我們早分了居的人來說，卻是難過的。然而，人只要活著，再難過的日子，還是要過。月亮陰晴圓缺之間，我的情緒高低不平之際，想自殺的念頭復再次興起。我又買備了一瓶二氧化氰，以防不時之需。這次我沒跟心理醫師說，怕他又把我的藥沒收了。

在一個乍暖還寒的午後，我到沙田的某酒店租了一間房，訂了一天的租約。到了房間，剛好是下午四點鐘。從隨身小袋拿出橘子紅的結晶小顆粒來。它被裝在玻璃瓶裡，瓶口用透明膠紙封緊，需要費一番力才可以解封。隨後躺在床上，一心想死，絲毫沒有恐懼感；真的是有死的勇氣，而缺乏生存下去的力量。過了大概一個小時，窗外暮色淒迷，於是我取來玻璃杯子，將大半毒藥溶入開水中。橘子色的溶液，顏色鮮艷奪目。坐回床上，把毒水一口飲盡，傾刻覺得全身冰冷，下一秒鐘即感到胃部不適，又一秒鐘後，胃裡的溶液從口湧吐出來。睜眼一看，雪白的床帳、枕頭套被染得橘紅一片，驟看似一幅潑墨畫，也像落滿一地的新英格蘭楓葉。身體冰冷的感覺消失了。眼看床單被弄髒，怕遭酒店人員發現而送官究治，我趕快收拾好東西，隨手帶上門，逃之夭夭。回到家，已是華燈初上時刻，為了不讓表哥發現，我趕緊淘米煮飯，裝著若無其事的樣子。糊裡糊塗結束了這次神奇的尋死之旅。

又是一宿無話，然後早晨出門上班。在電梯裡，忽然感到腹痛難熬，沒趕得回家了，到了樓下，慌忙衝到管理處的洗手間，隨即大解一番。嘩！從來沒下過這麼臭又這麼多的廢物。事後我感到全身輕了不少，連心情也愉快了，我就像什麼事也沒有發生過般地回到公司去辦公。最奇怪的是這樁事兒沒給我留下任何後遺症，不管是身體上心理上。心理上或許有些影響，也如春夢了無痕般，一段時日過去後，就把它完全忘記了。然而，當時全身冰冷的感覺，一直使我無法忘懷。可見它不是完全沒有影響，只是我故意去忘記它而已。

「冰冷」感在我的一生都是深刻的——從身體內部發出來的冰冷，代表死亡。我媽媽死的時候，爸爸陪著她，摸著她的額頭誦經，爸說：「我唸呀唸的，沒多久感到她額頭逐漸冷了，我知道她的魂魄已經越行越遠。」

我自己的經驗是外婆去世時，她的身體枕在我的雙腿上。在她斷氣之後，肉體的溫度也是涼颼颼的。

我那次沒有死得成，是因為冰冷的感覺一瞬即逝，沒來得及奪走我生命之前就逃遁了。可是，冰冷卻沒有放過我，它換了另一個臉目向我顯示。

從此冰冷成了我的臉部表情。我冷如冰霜，內心的缺乏溫暖，都顯示到臉上來了。我沒有和朋友聯絡，他們不知道我患了憂鬱症。甚至連我的爸媽也沒法跟我有任何親密的溝通，每月一、二次的接觸都是客客氣氣，他們不敢問我的情況，更不敢勸慰我。至於我見面最多的表哥，彼此中間還是隔著一道嚴森森的牆，我們好像拿著一面鏡子，卻都是塵埃，我照、他照，都無法看清楚。大家臉上如結了層冰霜，表情僵硬。所謂「傷心人別有懷抱」，我懷抱的是病根，而病根又是什麼呢？真是太複雜了。根據當時對自己的瞭解，實在說不出所以然。如果我當時能知道的話，病情也許會大有改善。表哥的情緒沒比我好多少。他為什麼會不開心呢？有些原因當然與我有關；其他的因素，我不便分析了，他有自己的個人理由。總而言之，在那漫長的幾年裡，我們兩顆冰冷的心靈，需要等待和暖的春天把它融化，才能再次展露笑容。

Chapter 5.

學習與感悟

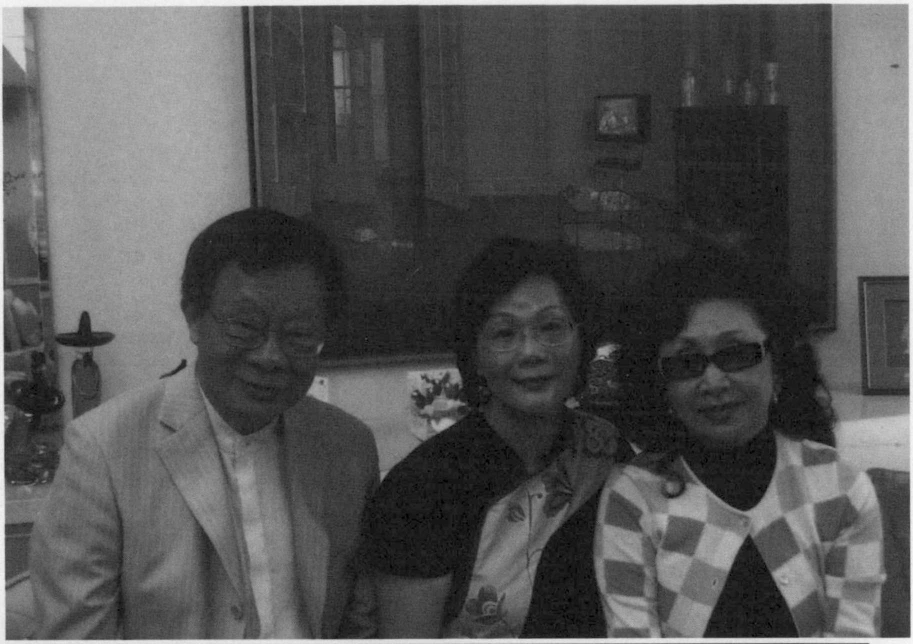

→現在的子玉擺脫憂鬱與歐梵開啟一段新的人生

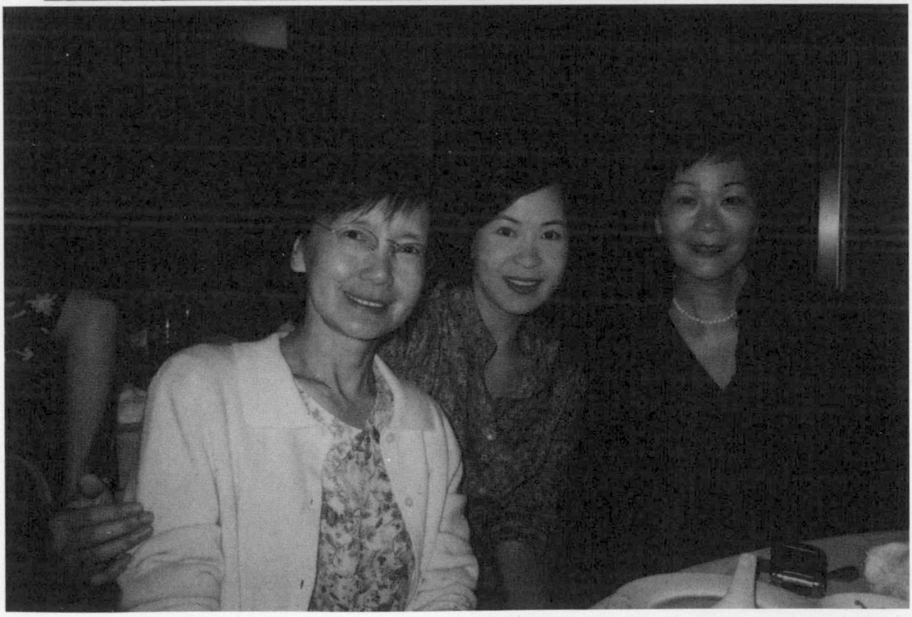

←子玉的故事被改編成電視劇，左起為編劇張金娣、演員蘇玉華與子玉本人

歐梵的愛是子玉安全感重要的來源

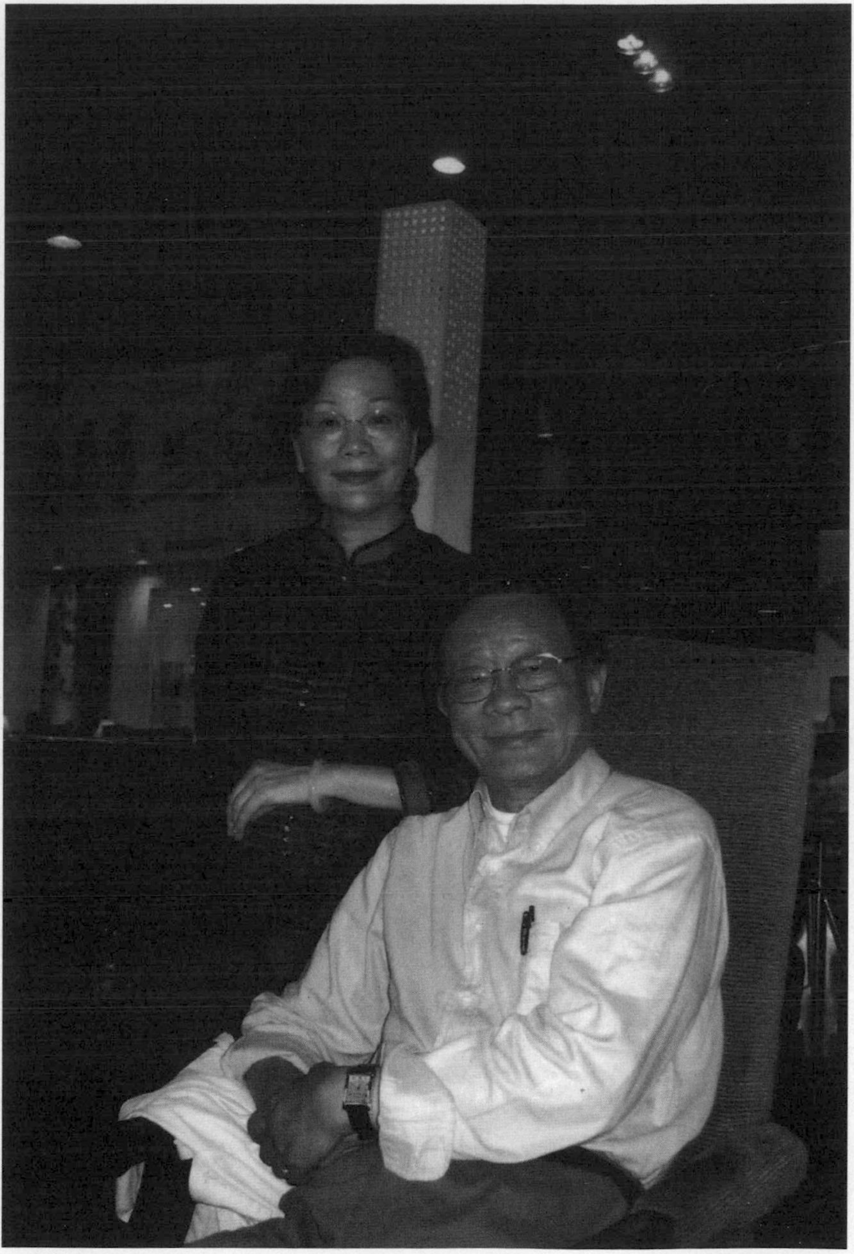

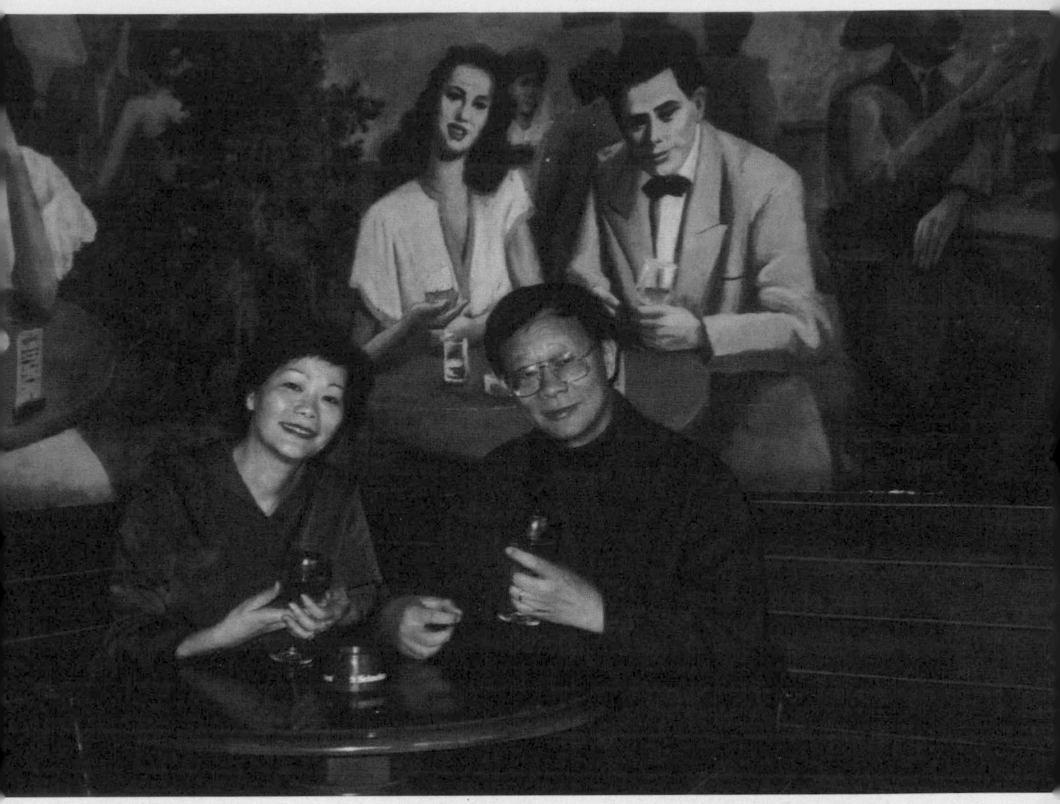

子玉與歐梵的感情就像壁畫中的情侶越陳越香

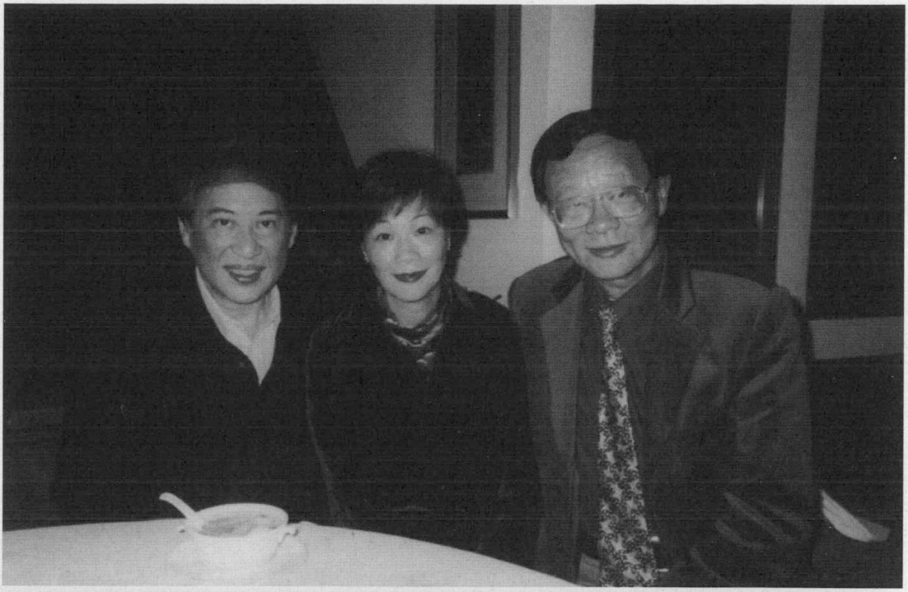

→白先勇要子玉把心放下，病自然就好了

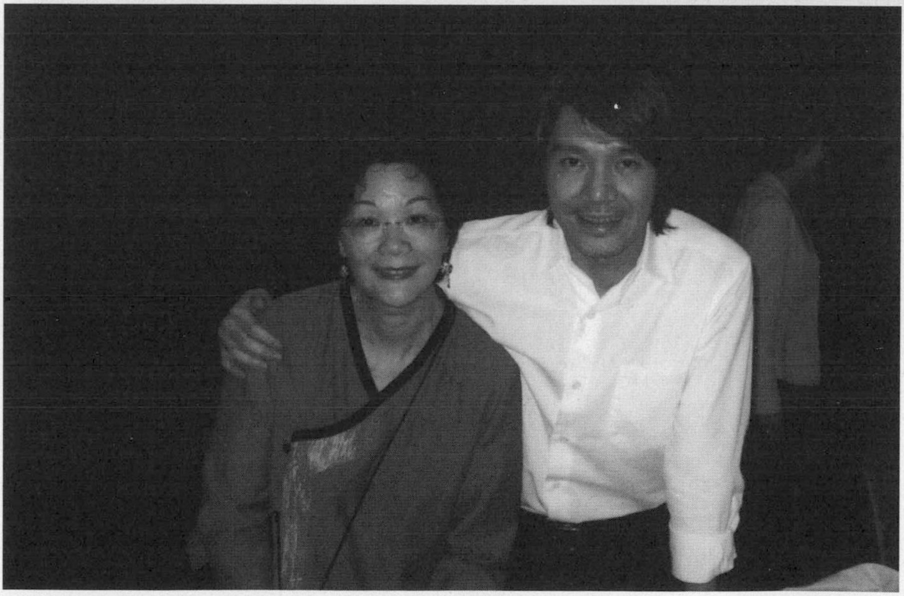

←連影星周星馳也為子玉加油打氣

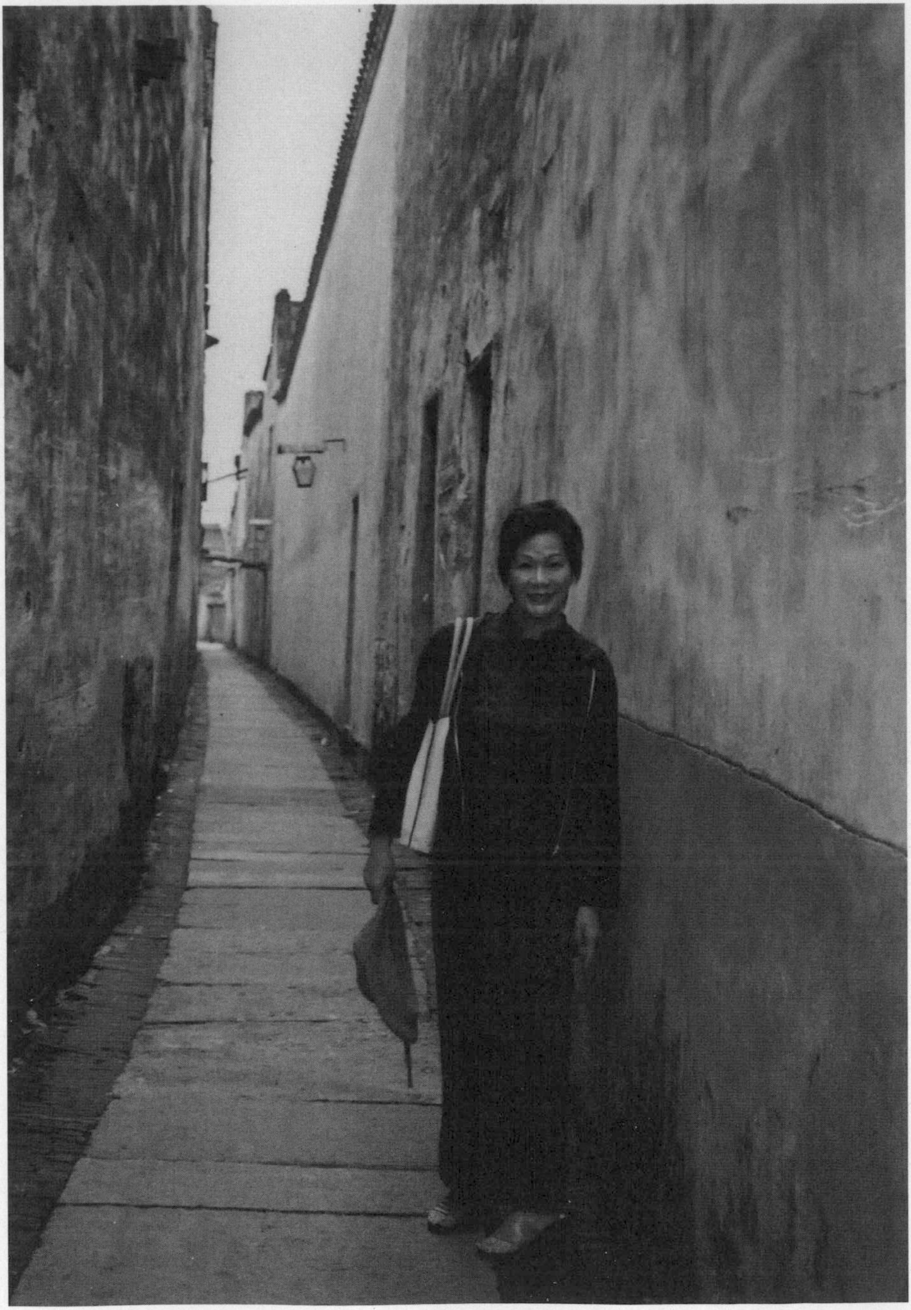

學會接受自己之後，子玉越來越感到快樂

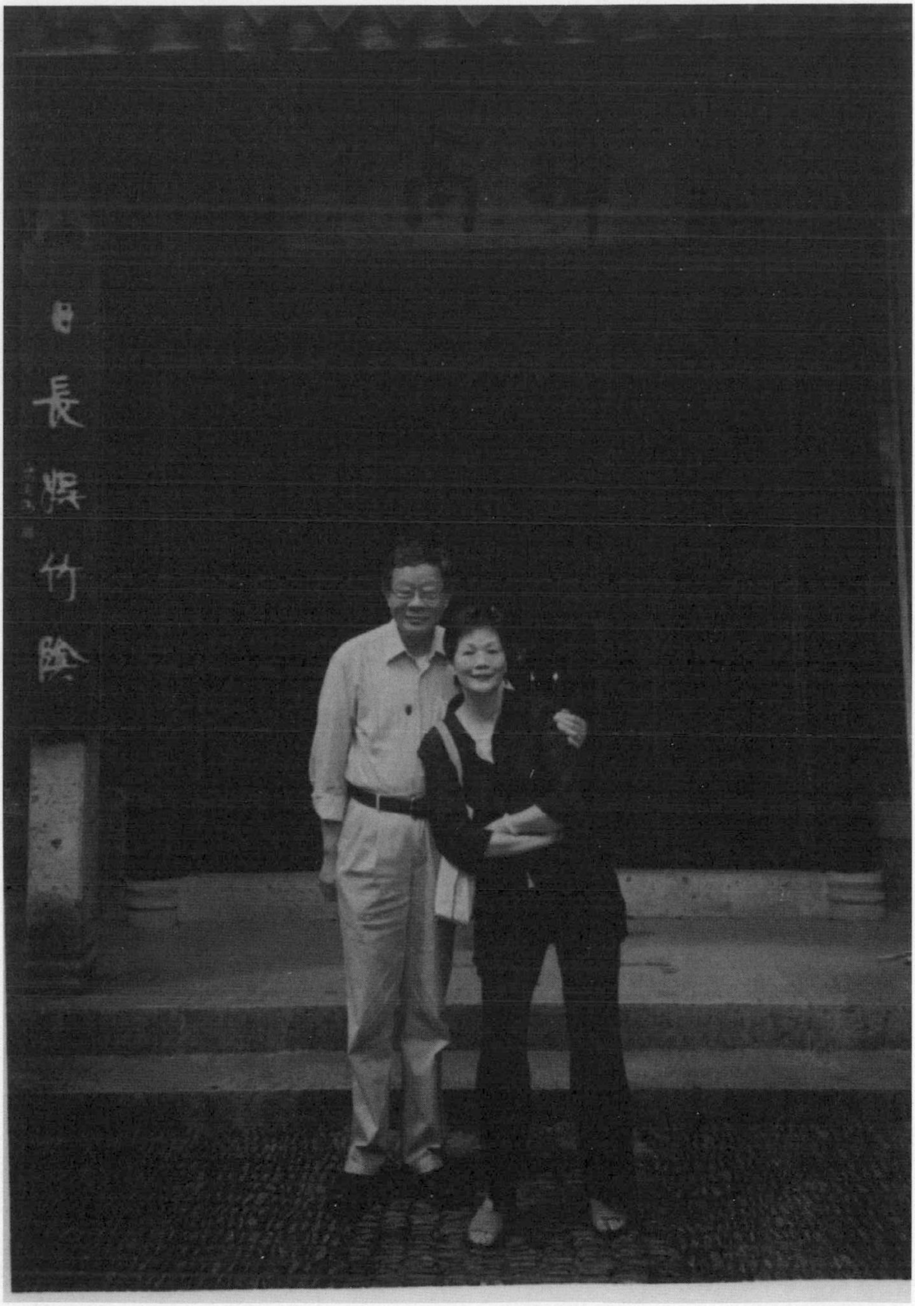

不管在哪裡，歐梵都是子玉最好的依靠

十年的憂鬱歲月，在我的人生中，看來不算十分長，但一點也不可謂之短；尤其每次發病都極為嚴重，心理醫師診斷為重鬱症（major depression）。嚴重的憂鬱真不是鬧著玩的。發作時我的身體變得疲憊不堪，腰痠背痛、腸胃失調、盜汗漣漣、頭昏心悸、氣悶氣急，肌肉緊張令人失眠，而且難以入睡，縱然睡著也是噩夢連連，天沒亮人就醒了。情緒焦慮不安，思想極度負面，充滿自責、自憐、自怨的想法。對生活完全失去興趣，最簡單的日常生活操作如刷牙、洗臉都成了沉重的負擔，更不要說寫支票交付費用了。在這情況之下，我完全沒有自信心，自我形象更付之闕如，平時愛漂亮的我，完全沒有打扮的興趣，每天蓬頭垢臉的，連鏡子都不敢照一下。討厭自己的所作所為，認為自己是至為沒用之人。每天無知無覺過著生活，心靈枯槁，像個活死人。更可怕的，莫過於時有自殺的念頭。

以上提到的連串病徵是發生在我身上，當然不是每個憂鬱患者都有相同的病徵，因為各人的體質不同，心理背景和患病的成因各異，自然產生不一樣的病況。如許多的身體不適，多年來一直纏擾著我，在病發的日子裡，我無力也無意去改善它，只能默默地承受這些肉體的痛苦，一旦病情稍有起色的當兒，即是情緒穩定下來了。我原來愛美、愛好的意念興了起來，會翻遍各類「流行健康指示」的書，也有傳統的醫書如《本草綱木》、《黃帝內經》等，參考古人怎樣調理身體。很多時候，我甚至不惜像神農氏嘗百草般，亂抓幾把中藥來試。更多的日子會花錢買來各種營養健康食品，每天服這吃那的。別人都佩服我的勇氣，竟敢把東西亂往嘴裡丟，他們大概不瞭解我的心理。在此還是奉勸大家不要輕易試，所謂「久病成醫」了，我什麼樣的奇難雜症都經歷過，吃些「小藥」還怕它嗎？回想起來，往昔的「神農氏嘗百草」行為，實在不可取，萬一服錯了藥，弄壞了身體，真是後悔莫及了。

在大膽的嘗試之下，久被病魔折磨的「衰敗相」，逐漸有了起色。皮膚亮麗了，臉兒有了血色。盜汗消失了，氣力充沛，神清氣爽，不再氣喘連連。胃口也改善了，體重有增沒減。整個人的健康恢復了不少，把情緒也帶動起來，人顯得活潑生動，憂鬱病魔離我越行越遠。當然我希望它永遠不回頭。但是，人算不如天算，它是會回來的，而且是定時定刻的來。通常是停藥一年半之後，在我的身體盤踞大約年半，經藥物治療，它又逃遁。如是者，來來去去凡四次，把我折磨得死去活來。

到了第四次的病發，情況卻有了很大的不同。從二〇〇一年到現在，已足七年了，幸而病魔沒再來侵襲。偶然嗎？我想不是。這是我和歐梵努力的結果。這七年中，我們每天小心翼翼的生活著，時刻留意身心的變化。他更對我關懷備至，遇上那天夜裡睡不好，他會說：「老婆，妳睡不好，我好掛住妳。有心事嗎？趕快告訴我。」他還刻意逗我笑，他說：「每天大笑三次，什麼病都可以驅除了。」

病之不復發，我以為最重要的，莫過於繼續服抗憂鬱藥，其次是自我反省。過去三次的病發康復期中，我的自覺和反省能力不高，似乎只存僥幸的心理；迫不及待享受得來不易的「好感覺」，不曾想過這種「好感覺」是會得而復失。故此，到了「壞感覺」一來了，整個人又一次深陷在憂鬱的無底洞，一點兒辦法也沒有。對於造成憂鬱情緒的根本原因漠視不理，沒有花心思分析反省，以圖改變問題，或者轉換角度去看問題。問題越積越多，重重疊疊的積累，問題將無法去掉。病魔縱然被暫時驅走了，仍會伺機再來。

經過以往的慘痛經驗，我學乖了，懂得從中吸取教訓。反省加上感悟是最好的手段。近年我有寫日記的習慣，藉著日記，把我心中的思維重新整理一番。這全賴搖擺的筆捍，一點一滴的流淌出來，也是一種自我的心理分析和調整。

現引幾段日記，可以看出許多反省和感悟。

昨天歐梵跟我說：「妳沒有安全感，我要如何做才可以令妳感到安全呢？」我想，讓自己感到安全並非容易，必須從根本的源頭去探討。如果我相信胎教的話，就知道我缺乏安全感的原因了。據聞媽媽懷著我的時候，爸爸整日在外花天酒地，媽媽宛如一個深閨怨婦，可想而知她的心境是如何的不安不樂了。又何來安全感？我吃著媽媽的奶水長大，沒有安全感是必然的吧？缺乏安全感和容易焦慮是雙生兄弟。

焦慮感常令我吃盡苦頭，在憂鬱的年日裡，我對身體的感覺太敏銳了，就是自覺性（self conscious）太強，有點神經過敏。多年以前我的家庭醫師說我有神經官能症和疑病症，只要身體某處生出疼痛，即把它想像成了絕症，於是疼痛越加嚴重，疑心更重了。如此循環下去，不安和焦慮也深化了。心理和生理向來息息相關，心情差，健康也差，互相影響。到後來弄到自己心力交瘁，情緒跌到最低點，洩了氣的皮球，要反彈也乏力了。

培養興趣，接受自我

今時今日我仍然作著噩夢。昨夜，我夢見回到之前的保險公司辦公，會見一位客戶，替他規劃保險。我卻感到胸心鬱悶，情緒低落，只能告訴他：「我無能為力，我的憂鬱症又要發作了。」我被這種難受的感覺嚇得醒過來了，還冒了一身冷汗，心想幸好只是夢。類似這樣的夢境，以前也出現過好幾次，可見對憂鬱症的恐懼是無時無刻的。憂鬱症困擾著我，威脅著我，叫我無法安心，更不敢對它掉以輕心。然而，這樣的一種心情，其實很有好處。它讓我時刻留意自己的心理狀態，不會像過往般的在不知不覺中過日子，也提醒我做一件事前必先自我評估後才決定去做。連丈夫也隨時留心我的反應，凡遇上大事件，他一定先問我的感覺。他說我缺乏安全感，他要補回我失去的安全感。但是，要我凡事感到安全，真不是件容易的事。把不安、焦慮的心理調正過來，終究得靠自己的努力。

會產生不安和焦慮，是對自我的注意力太強了，亦即自覺性太高了。尤其是自己的身體感覺。有許多身體的不適，都是心理的反應影響到生理。多年以前，我的家庭醫師說我有神經官能症和疑病症，我認為同歸於一類的心理病；只要身體某處生疼痛，即把它想像成了絕症，於是疼痛越加嚴重，疑心更加重了。如此循環下去，不安和焦慮也越深化。對自己的健康失去信心，延伸至日常生活中的種種，就連財務等各方面也缺乏安全感。

如何克服安全感的缺乏，成了我首要的任務。缺乏安全感往往因為沒有自信，它的孿生兄弟就是自卑。沒自信的人多數愛墨守成規，不懂得開創自我的能力，總覺得能力不夠，不敢創新，只會因循別人的做法，不相信自己，導致自卑成為必然的結果。就我個人來說，從一向沒有自信到近年有了改善，是從開拓自我興趣下手。喜愛寫作雖是我多年來的願望，但願望歸願望，從來沒有真的嘗試下筆，而無法發掘出趣味來。直至下了決心，執筆創作，才知道自己真有寫作的能力，信心由此而建立起來。自信心有了，自卑心也消失了。寫作只是其中的一個例子，在日常生活裡，可以培養的興趣多得很。我也喜歡畫畫。前年開始，忽然興起了畫水彩畫的念頭，拿起畫筆，隨意塗鴉，把湖光山色，亂塗一氣，思想情感跟著水彩的筆端流轉，畫啊畫，不知不覺間，心情豁然開朗。雲彩、山色、水光的色調變化萬千，都是心緒的寫照。難怪有心理治療師以畫畫來治療精神病人。寫作以文字來抒發情緒，畫作以色調來表達心情，兩者有的是異曲同工之妙。

信念改變情緒，正如食物改變健康一樣。正面的思維方式絕對可以令人變得開心。我在憂鬱的十年裡，腦子裡沒有一樣好東西，任何思想都是負面的；只有自責、自憐、而沒有自愛和自我接受。自責和自我接受是相反的感覺。自責更會衍生出自怨自艾和自憐。舉凡這一切的自我批審行為，均來自於小時候親人的影響，讓我從柔弱的性格，轉化成一種對自我的不滿，以為事情的敗壞皆由自己的錯誤造成——除了責備自己，可憐自己，還可以怎麼樣呢？懂得自愛和接受自己的人，才得到真正的快樂。接受自己才可以寬恕自己，從而寬恕別人。憂鬱症之後，我學習接受自己的一切。自己並非完美，可能有許多缺點，當然也有優點，無論優劣都接受了，才可以懂得自愛；能自愛才可以愛人。能愛己愛人才知道恕己恕人，這是一連串的行為，缺一不可。

回顧婚姻，自愛愛人

記得小時候，哥哥和我一起長大，但我們所受的待遇很不一樣。哥哥長得精靈可愛，嘴巴又懂得說話，外婆和媽媽都比較疼他。很多時候，媽媽帶他上街，就留我一人在家。我知道他們認為我長得不夠可愛，性情古怪，不討人喜愛。雖然這些只是我個人的猜想，但是這種不被親人喜愛、接受的感覺，卻牢牢地記在心上，影響了我的後半生，包括了往後的婚姻。

表哥大學讀的是理科，拿的博士學位卻是政治哲學。他是個自律甚嚴的人，他說：「做化學實驗需要準確，藥水多一分、少一分都不能。」是個一絲不苟的人。我們結婚後，倆人的性情氣質，家庭背景，價值觀念都很不相同。跟我這生性懶散，感性而不重思考，軟弱而倔強的女人生活在一起，需要互相容忍是必然的。其實每對結婚的夫婦，在婚後的頭兩年是關鍵性的磨合期，我們當然也不例外。

表哥的重理性配上我的純感性，開始就有點不對頭。在處理事情上，我從來不用腦子去思考和分析，只靠著感覺行事，當然產生問題。表哥的凡事三思，卻又過執著，沒彈性。尤其關係到人與人之間的相處問題上，有時不是可以單憑理性的思考來解決的，而我的感情用事也是行不通。

說到人生的價值觀問題，在我這生性散漫、胸無大志的人來說，對待一個有理想、有抱負的丈夫，以為只要在背後支持和鼓勵他已是足夠。在自家的行為上，依然喜歡無拘無束的生活。如果我是真的可以完全放鬆自我地活著，不理會伴侶的感受和理想的話，問題可能會比較簡單。偏偏我受傳統思想的影響很深，相信為人妻應該有犧牲的精神，要以丈夫的理想為理想。可是人並非說做就做的，理性的想法跟感性的行為往往是悖道而馳。結果是我不斷在情感與理智之間徘徊掙扎，其間產生了自責、自怨、自憐、自輕等的複雜情緒，這些情緒缺乏適當的宣洩，都抑壓了下來。

這一連串的複雜情緒堵塞了感情交流的渠道。婚後的前幾年，我們遇上矛盾衝突，總會坐下來討論。到了最後兩年，我們之間的交流渠道似乎淤塞了，沒法可以暢通無阻的交談。尤其在交談的過程中，表哥令我想到外婆。其實表哥的表現是寬容的，外婆卻是嚴厲的，只是表哥苦口婆心的勸諭，我把它一律看成外婆嚴苛的斥責。於是我童年的不快感覺，又再次纏擾著我不放。當時我並不感覺如此，事隔多年之後，我才意識到外婆對我的影響，原來是既深且遠。在這一點上，我對表哥的愧疚，多加深了一層。這層愧疚感在我脫離了憂鬱情緒的纏擾多年後，逐漸離我而去。

近年我學懂了許多的事情。在努力自我認知的過程中，我明白了很多做人的道理。我不再執著，學習接受自己，知道自己並非完美的，可能有許多缺點，優點也有不少，無論缺點優點都願意接受，才開始懂得自愛，能自愛才能愛別人。能愛己愛人才曉得恕己恕人，這一連串的行為，真是缺一不可。只要看通了這一連串的事實，相關的關係也可以一併改善。

認知治療，自我反省

獨立自主是快樂的泉源。這是一句很普通的話，一向以來我以為自己是獨立的。我可以獨自到電影院看電影，在餐廳獨酌，到健身房鍛鍊，在書店流連。可是，我並未快樂起來。為什麼呢？經歷了幾次的憂鬱症後，我有了如下的體悟。以前的我只是生活上的獨立，經濟也可以獨立，感情卻不能，也不願獨立。我太需要愛情了，跟我從小缺少父母的愛很有關係，結婚後，有了丈夫的愛，我把它視之為生命中至可珍貴的東西。一旦婚姻失敗了，頓時感到自我的世界完全沒了，一下子掉到灰黯的深淵裡。

憂鬱症其實非一朝一日形成。所謂「冰封三尺非一日之寒」，日積月累的焦慮與不快的情緒，在偶然的情況下，遇到外來一種強烈的誘因而觸發出來。在我的內心裡早就埋藏了嚴重的傷痛，從來沒有認真的處理掉，任由其腐爛生蟲，蟲子蛀蝕了心靈的觸角，我越來越麻木了。病達到至深處，成了個失心的人，對萬事萬物沒了興趣，彷彿周遭的一切與我完全無關重要。

以我記憶所及，在芝加哥伴讀的十年。我一直患著輕微的重覆性憂鬱症，只是自己沒有察覺，我沒有把它當成一回事，以為自己是個不快樂的家庭主婦而已。當中我看了許多關於心理學的流行讀物，企圖瞭解自己。我明白美國有許多主婦是極之不開心的，又何獨我呢？如此斷斷續續的過著憂鬱沒了，憂鬱又來了的日子。事後才曉得原來一般「輕微的重覆性憂鬱症」就是這樣的症狀，縱然不服藥，三星期之後，低落的情緒會有所改善。倘若令人情緒不快的外在和內在因素沒有改變的話，憂鬱的感覺會再來困擾人。在芝加哥十年，這病的「小魔頭」就是如此這般的纏著我不肯放手。直到我回到香港工作，外在環境改變了，婚姻出現了裂口，而且裂口大得無法修補，我們以分手收場時，「小魔頭」見有機可乘，一下子把我推落萬丈深淵，叫我一時無法翻身。生活突然變得令我不勝負荷，有種「朝不保夕」的感覺。我想起卡夫卡《變形記》的大蟲，「那天的夜裡，我一夜無眠，如廁二十來次，到了曙光初露的一刻，我發覺自己的情緒一下子跌落到了無底的深潭。」我的感覺如卡夫卡的大蟲。

日記裡寫著：

當生命失去目的，要毀掉也不可惜，只是我現在感到太累了，連日常要做的瑣碎事情，哪怕是刷牙、洗臉都成了艱辛的工作了。

為什麼這些人可以這麼興高采烈的生活著呢？我討厭自己，我討厭這些人，我情願在空無一人的屋子裡幾天不說一句話。

這就是所謂的「冠蓋滿京華，斯人獨憔悴」了。

我的心理治療師曾經跟我說：「心情不好並不是壞事，每個人都有情緒低落的時刻，只要不是持續低落就沒有問題了。假若連續有兩個星期睡不好，胃口差，人漸消瘦，對任何事都提不起勁，而且無端哭鬧，思想不能集中，那就得注意了。」我到他辦公室見他的時候，他所說的病徵全都具備了，我知道自己已經到了病情深化的階段了。每星期一次的心理治療，對我的憂鬱只有少許的舒緩作用。我想非關梁教授的輔導技巧不力，問題出在我的身上，是我的壓抑過深，沒辦法把心事向他和盤托出，他只能在我病根的表層上，來回挖掘，使得輔導有點兒隔靴搔癢，抓不著癢處。我也不能說心理輔導完全產生不了任何效果，在他的輔導下，我再也沒有自殺的行為，這對我來說已經是莫大的幫助了。就我所知，對於某些病人，心理輔導的治療十分有效，尤其是認知行為心理治療法。這種治療法我也曾經接觸過，二〇〇一年病發時，哈佛大學診所的臨床心理醫師就是用這種方法和我談話。

認知行為心理治療師認為錯誤認知是造成憂鬱的主因，只要改正錯誤的認知，就可以改變憂鬱的情緒。在我接受這種治療法的時候，我時常預測治療師向我提出問題背後的意義，所以我會故意給她一個預期的答案，有點兒逗著她玩的做法，因為我覺得她的問題有些荒謬——給答案打分數，我認為以分數的高低來評定心情，實在令人覺得兒戲。以上所說的只是我個人的體驗，在心理治療的案例中，不少人被這種治療方法治好，據稱有些人單靠著它，而不需要服用抗憂鬱藥也能收到十分好的療效。

自我反省是這兩年常做的事。反省的好處是對自己有更多的瞭解，自我認知的能力加強了，以後再犯同樣錯誤的機會相對減少。

情感慰藉，珍惜所有

憂鬱時期的情緒特別脆弱，並且浮游不定。一方面很需要別人的關心，另一方面卻害怕投入一段真實的感情裡。全心全意去愛一個人，對憂鬱症者是件很不容易的事。我所付出的感情只能是片面的、細碎的，容易墮入畸型的戀愛裡。畸戀是怎麼樣的呢？譬如說很容易愛上有婦之夫，因為有婦之夫所能給予我的愛也是片面的、有限度的，如此一來，雙方來個公平交易，心裡會感到舒服一點。為什麼明知道自己不能投入愛情，卻偏偏要一次又一次的掉進這煩人的遊戲裡呢？無非是要證明「我仍然存活於世間」，或者「我有能力付出愛」，最終是為了滿足「我對於愛情的欲求」。為了愛，我不惜做個婚姻中的第三者，我原來極不願意破壞別人的家庭幸福，畸戀為我帶來矛盾、不安和焦慮，在默默承受這痛苦的過程，形成一種自我虐待。

在憂鬱的十年裡，曾經遇上幾個對我有意思的男人，我們有過頗為親密的交往。在心靈的交流裡，我們迸發出火花，但落實到現實的生活時，感情卻不能暢所欲言的互相真情關愛，最後這幾段感情終究無疾而終。

最近我約見了其中一位「前男友」，告訴他我的近況。提到我們之前的一段往事，我稱讚他：「幸好當年你夠理智，跟我提出分手，避免了發生家庭大悲劇！」他說：「我知道自己已經到了失控的階段，若不回頭急煞車，對妳、對我都沒有好處。」我笑說：「多虧你這個正人君子遇上我這個善女人。現在好了，我們再見還是朋友，而且是真心的朋友。」我們舉杯互祝友誼永固。記得當年分手的時候，他跟我說以後只要我有需要，他一定會幫助我。從那一刻開始，我知道我們的友情將會一直維持下去的。我和前夫的關係，何嘗不也是君子之交——不是清淡如水，而是醇香如酒。歐梵不只一次說：「老婆妳是個幸福的女人，現在有了兩個愛妳的男人。」歐梵給我的是丈夫的愛，表哥的愛是昇華了，他恢復了表哥的身分來疼愛我這個表妹。其實我一直心存感激，上天待我真不薄，「十年浩劫」之後，仍然有如此美滿的生活。正如師父說：「玉瑩，妳應該多做好事，積些陰德報答上天給妳的福氣。」多年來這番話我不敢稍忘，這本小書的寫成，未嘗不是好事一樁。

在康復的過程中，滅除執著的思想行為是必要的。過往我是個極之執著的人，尤其是感情方面的執著，叫我吃盡苦頭。過去幾十年我對親情的渴求一直不斷，命運的安排叫我無法得著，於是對媽媽的怨恨日深。放不開的結果，是自尋煩惱。五年以來，媽媽、繼父先後去世，忽然感悟人生無常。我們無法掌握將來，只能活在當下，珍惜眼前的人與事，每天過著平常日子。我不知自己何時將離開世界，我有許多未完成的心願，應該趁著現在還有體力，趕快做好。媽媽雖然不在了，我還有丈夫和哥哥，我得好好珍惜彼此的緣份，盡力盡心待他們好，讓大家有生之年活得幸福快樂。

與佛結緣，知足感恩

對於連串的神奇遭遇，到了多年後的今天，除了心存感激之外，還是感激。那十年的歲月，雖然痛苦不堪，但現在回想起來，卻是甜美無比的經驗。沒有那段苦痛的日子，又怎可感到現時心靈的喜悅呢？我知道，有許多跟我有著同樣經驗的女人，縱然不死也會變得心如槁木，從此一蹶不振。每念及此，我能不時刻感恩嗎？

二〇〇一年的秋天，我帶著沉重的病軀回到香港，經舊同事介紹，我認識了一位女中醫師，服藥只有數天，病竟然有了起色。我感謝她的診治，她笑著說：「妳用不著謝我，妳是與佛有緣呀！」後來，見到了這位張醫師的授業師父，她告誡我說：「依我看來，妳屢次大難不死，應該多積陰德，多幫助別人，說不定菩薩要借助妳的一枝筆桿來救助別人。」師父的一番話，我一直銘記心上，不敢遺忘。

那年，我在偶然的機遇下信了佛教。說來實在奇妙，之前我一直是基督教徒。從小學到中學，以至大學，我讀的學校均是教會辦的，初中二年級已經受了浸禮，成為基督徒。雖然我並非一個虔誠的教徒，但是從來沒有改變過信仰。在我人生遇到困難的時候，總會祈求上帝，保佑我度過難關。當然我對於自己這種臨急抱佛腳的行為十分羞赧，可我之於神仍然是採取忽冷忽熱的態度。在無風無雨的日子，我會忘記讀聖經和禱告；一旦遇到大風大浪，我求告無門的時候，就會向上帝求助。在許多個憂鬱無援的夜裡，臨睡前，我定不會忘記祈求上帝說：「神啊！求祢叫憂鬱症遠離我，求能賜我信心，靠著祢的大能，我的病可以痊癒，阿門。」每夜的祈禱文幾乎都是千篇一律的這幾句，似乎我也沒有信心，不知神是否會垂聽我的祈求。總之，祈求但求心安而已。當我第四次於二〇〇一年的春天發病時，每天夜裡上了床，未入睡之前，心血來潮，會央求丈夫和我一起祈禱。我們各說各的。我在心裡默禱，丈夫多數發出聲來說：「上帝啊！我現在求祢治好我老婆的病，如果祢真能做到，我就會相信祢了，阿門。」我聽了他的禱告，制止他：「老公，你怎可以這樣考驗神的能力呢？」其實我何嘗不是一個缺乏信心的人？當我的病依然沒有起色，我就停止了祈求。事後尋思，感覺到自己多年信奉祈求的上帝，一副西洋人模樣，跟我這貌似古代女子的造形，似乎有種隔膜。當然這是我的主觀看法，也有點兒愚蠢，但對於現在信奉的觀音菩薩，倒產生了一種自然的親切感。

我的大半生命裡，信的是耶穌，但是在滾滾的紅塵裡，我與佛的緣，卻無處不在，宛若冥冥中與我有著千絲萬縷的關係。一旦機緣到了，祂就把我的生命，引到祂的蓮座之下，從此甘心情願的膜拜在祂的腳下。

說到我的佛緣，算得上十分玄妙，尤其在最近的十餘年間。一九九五年的冬天，我搬到新界的上水，那是一幢新建成的大廈。我住在最高的一層。全層有八個單位，我們是唯一的戶主。未入住該處之前，我住在中半山的堅道。那時已患了憂鬱症，正處於情緒「麻木階段」。一下子搬到這麼一處荒蕪之地，本來就自閉的精神狀態，倒沒有什麼感覺。如果換了正常的情況，我應該會害怕。試想，偌大的一層樓，住著一個獨居女人，屋頂上面就是天台，而通往天台的門是沒有上鎖的。更奇怪的是，其他單位的門也是敞開的。日間，在某一個單位裡，有裝修工人在工作。夜裡，升降機出口和走廊通道都沒有燈火照明，我進出門都是摸著黑幹的。當時我的心情麻木，對於四周的一切，沒心情理會，縱使環境十分惡劣，也沒有想過跟大廈管理處投訴。我竟然在那兒住了一年才搬走，走的時候情緒才算是恢復過來了。

這房子裡面的裝潢算是漂亮考究，窗簾、壁紙色彩柔和而不失高雅。浴室的裝置皆來自義大利。地板是淺褐色的橡木，牆上掛著幾幅油畫，廳房裡是幾件紅木古典家具。這間舒適而漂亮的公寓，由我的好朋友李先生一手包辦。他原是表哥在中大教書時的研究生，也是他的助教。在我還未跟表哥離婚之前，早已是好朋友，加上同姓有三分親，更兼互相投緣，他早視我為親姊姊。我成為獨居的女人後，他更仗義負起照顧我的責任。我們合伙買了上水這間房子，我沒心情，也沒有能力裝飾設計它。這義弟不辭勞苦，費盡心力，把屋子佈置得美侖美奐才邀我搬進去。他到我家談天，時間擔擱晚了，會留在我家客廳的地板上過一宿。可惜我只沉溺於自己的憂鬱的世界裡，根本沒有心情欣賞這屋子的一切，浪費了他的一番心意。

一九九五至一九九六年期間，那時的生活很混亂，相對也是平靜的。早上坐火車和公共汽車的時間已花了一個半小時，傍晚回家更是吃力，擁擠的車箱，常令我透不過氣來。心想：我搬到這麼遠的地方居住，所為何來呢？好不容易捱得到家，夜裡萬籟無聲，與日間的嘈雜，真是天淵之別呀！一般來說，我一星期上班四天，星期五如果沒有特別事情需要辦理，我會偷懶躲在家裡。留在家也沒什麼事情可做，只是不想跟人接觸。表哥為了給我的生活增加些許姿彩，他會在星期六的晚上陪我到上水市中心吃頓飯，其餘的幾頓午、晚餐，我通常胡亂吃點食物，就輕易解決了。當時，我的生理現象十分奇特：肚子從沒有饑飢的感覺；早晨吃一碗冰冷的牛奶穀麥片，可以維持到晚上，也不覺得需要吃東西。在寒冷的冬天，早上以冷水淋浴也不感到寒冷；皮膚的感覺似乎完全麻木了，就算再熱的水一樣毫無知覺。我以這事向心理醫師請教，他說：「有許多身體問題是無法解釋的，我只能猜測一下，大概妳的身體拒絕和思想溝通。妳對四周的人與事物太失望了。為了保護自己，不再受到外界環境的影響，把一切的感覺棄之門外了。」這就是我所謂的「哀莫大於心死」。然而，若說皮膚的感覺沒有了，又不盡然。在夜裡睡不成寐的時候，全身的皮膚尤其發癢，像千百隻螞蟻在我身上行走。忍不住搔抓癢處，指甲所到之處，起了一條條形如蚯蚓的紅痕子，布滿全身，看了令我毛骨悚然。舊的痕跡未及消退，新的痕子又來了，叫我煩惱非常。後來，我用了一種中藥叫「蛇床子」的顆粒煮水沖洗身體，竟然可以痊癒，解決了我的麻煩。

我剛才說的混亂，指的是生理反應的失常，至於生活的平靜，指的又是什麼呢？麻木的情緒比起病發初期的波動，倒算是平靜。我用看小說來抗衡這麻木的情緒，每天看十多個小時，到了後來，可看、願讀的小說被我讀得差不多了。有一天我忽然記起梁羽生的武俠小說，小時候除了看金庸的，就是梁羽生了。某個星期六早晨，順手拿起《江湖三女俠》來讀。讀至其中一段故事，大意是說：清朝皇帝選民間女子入宮當妃嬪。中選者中，有一位已有情郎的女子，臨進宮之前，女子跟情人說：「請君候我三年，三年間若未得入宮緯侍候君王，我定圖謀機緣與郎共締婚姻。」女子入宮後，某日在後宮撫琴消遣時光，被皇帝聞得琴音，追查之下得見此宮女之面，遂得皇帝恩寵駕幸一夕。竟然珠胎暗結，誕下龍種，卻遭皇后嫉妒，被驅入冷宮終老。其情郎在外久候三年不果，心灰意冷，削髮為僧，修行多年仍未悟道。光陰冉荏，幾十年過去了，某日得宮中人帶來信息謂其舊愛侶欲與他謀面，僧人遂趁夜趕入宮中，正當他路經一宮室門前，見有數工人抬出一具臉目醜陋、形容枯槁的女屍體出到門外，僧人一心想著要見的絕色佳人，哪想到剛才在他眼前一瞥而過的乾屍，就是他幾十年來夢繫魂牽的愛侶？他登時大笑數聲，揚長而去，口中喃喃地說：「我終於看通了，人活在塵世中，最終也不過是具臭皮囊。我又何必如此執著呢？哈哈！我得道了！」

我讀到這兒，心頭為之一振，一道靈光在我眼前閃耀。瞬間，我感到心胸豁然開朗，彷彿多年積壓在心中的鬱結被這句話打碎，就像一塊大石頭落了地，整個人變得輕鬆許多。我突然感到肚子咕咕作響，很餓、很想吃東西。在衝動之下，我立即給心理醫師打電話：「康醫師，我下星期不來覆診，我的病全好了。」從那一天開始，我的病真的好了。接下來的兩個星期，我的情緒異常高漲，每天都有新的感悟，人也特別敏感。夜裡睡不著，在屋子裡把東西東翻西弄的，一夜未眠，精神仍然良好。

這次的康復，真是一次神奇的經歷。我並沒有想到是菩薩的指引。直至兩年多後，第三次憂鬱症來犯，祂又再一次提示我了。

那是一九九七年的八月初，香港剛回歸中國，七月開始，天氣一直陰雨連綿不絕。七月一日理應是好日子，但是天公也真夠敏感，不知道祂是為港人高興得哭了，或是替英國殖民地政府悲哀而灑淚，一連半個月，雨水不停，把人都弄得煩透了。我是很受天氣影響的人。每天作著一些奇奇怪怪的夢。有時會感到自己飄浮起來，可以穿越高山，飛過大海的，好不開心。還有一個夢，是我永遠不會忘記的。夢中的我把房子的窗戶打開，從臨街的窗子俯首下望，但見紅色的五星旗多如海洋的水，湧將過來，人們一片歡呼之聲，還有喧天的鑼鼓，好不熱鬧。我看見這一片旗海，驚得出了一身冷汗，人也就醒了。沒過幾天，我的憂鬱症再次來探望我。

在此之前的患病期間，總是我單獨一人面對，雖然表哥也常來陪伴我，可是媽媽從未知道，故此也無從照顧我。但是，這次不知怎的，媽媽曉得我病了。剛巧我們同住在新界；她在馬鞍山，我住沙田。我發病沒多久，她把我接到他們家。那時我幾乎無法安眠，使得日間精神萎頓。有天下午，我睡在媽媽的床上，和她說著話。說著說著，竟然把我兩次自殺的事情也告訴了她。她聽後為之動容，我倆哭成一團。到了下午，媽媽打開電視機，在螢光幕上，我看見一個特別的節目：直接轉播英國王妃戴安娜的葬禮。只見許多英國的人民參加了追悼儀式，皇家儀仗隊排列兩旁，王妃的兩位兒子領先步入教堂，隨後是白衣素車的一大群人列隊而進，真是極盡哀榮。我邊看邊流淚。憂鬱症特別讓人容易傷感嗎？是，也不是。恐怕當時的場面引起我自傷自憐的情緒而已。媽媽在旁也陪著我哭。她曾經住在英國十年多，對於那兒的人與事，應該是有一番感情吧！

第二天清早，媽媽帶我到廣州看一位信佛的氣功師。我初時不願意，理由是基督教徒不該相信異教。經不起媽媽再三懇求，我最後是屈服了。我和爸媽乘火車到了廣州，走出火車站，要找計程車到城裡。火車站擁擠極了。站前的廣場，坐滿了等車的人；有站著的、臥著的，和坐著的，男女老少幾百人，亂成一團。馬路旁邊的交通更是混亂不堪。路旁很多已經拆卸了的房子，一片頹垣敗瓦的現象，車子走過時，揚起一陣陣灰塵，會感到鼻子癢癢的，視線也是模糊一片。當時，我像一個木頭人，茫茫然的跟著爸媽四處攔計程車，但胸中的感覺難受極了，一陣陣噁心欲吐的氣往上衝。欲哭卻也無淚，真後悔來了廣州。

終於坐車到了一間寺院，見著了媽媽的師父。他有間佛堂在香港的銅鑼灣。人很和善，並說我與佛有緣，歡迎我常到他那兒聽經。我把他說的話兒當耳邊風，一句也沒放在心上。佛緣可說是與我擦身而過，一晃又是多年之後，才得以開花結果。

不知為什麼，在惘然的憂鬱生涯裡，佛與我的緣，如藕絲般似連若斷地一直牽引著我。千禧年的中秋節，我跟歐梵在美國結婚，是我生命中的大快樂事，滿心以為從此可以過著無憂無慮的生活。誰知媽媽的一通來電，彷如當頭一棒，把我打得跌落情緒的深潭。

有天夜裡，我們早約了好友王瑾女士來家用膳。王女士篤信密宗，知道我的病情後，勸我唸六字大明咒，據云可以鎮定心神。我那時正當心事煩亂，胡亂唸了一陣就停止了。她卻是熱心人，十天過後，竟然給我寄來木造的佛珠一串，和一本修佛的書。大概佛緣仍未到，就算到了，也被我拒之門外。我把書和佛珠看了一眼，就棄在一旁。又過了一個月，好友涵棣的洋人教授從芝加哥大學到訪哈佛，她也是個憂鬱症患者，但多年來她靠著學佛和瑜珈靜坐，病情得以控制。涵棣送來這位教授介紹的兩部英文書，我當然也無心閱讀了。

歐梵和我在劍橋苦熬了數月，每日以淚洗臉，身心飽經折磨。到了八月下旬，回到我土生土長的香港。我們想，既然西藥罔效，何妨試服中藥？此念頭注定我跟張琛醫師的因緣。她不單治好我的病，也引領我信佛教。菩薩讓我悟出了一個道理：人生無常，應以平常心過日子。

猛然記起余英時先生贈我們的結婚賀詩「歐梵美雨歷經年，一笑拈花出梵天」豈不是應了我會信佛，或是歐梵將來也會跟隨我信佛？詩的最後兩句是「法善維摩今證果，竚看筆底起雲煙」余先生早具慧眼，知道我倆都與佛有緣，成為他所說「修成正果」的印證。我們後來合寫了《過平常日子》，此書在三地的文壇上，確實引起過一陣騷動，更是符合了詩的最後一句。

佛與我的緣份可說是源源不絕的湧現。我的病剛好，即收到好友白先勇送給我的一部《自在容顏》，全書包括三十三個觀音菩薩和〈心經〉，以及白描觀音像，是奚淞所作。我打開書的首頁，看見斗大的幾個字「玉瑩放心」。先勇兄說他在返臺的飛機上讀了《明報月刊》上歐梵和我合寫的專欄，知道我患了心病。他到了臺灣，即和友人奚淞見面，他也是個佛教徒，這部《自在容顏》正是他的新作品。先勇笑著說：「玉瑩，憂鬱症的根源來自於太執著，只要願意把心放下，病自然就好了。」他的話太對了，與我所說「以平常心過平常日子」的想法，豈不是不謀而合嗎？這話豈不是菩薩藉著友人的口和手，一直在牽引我？到了緣份充足的當兒，奇蹟似的事情就發生了，叫我推辭不得，就心悅誠服的信了佛，再也不反悔了。

Chapter 6.

如何克服憂鬱症

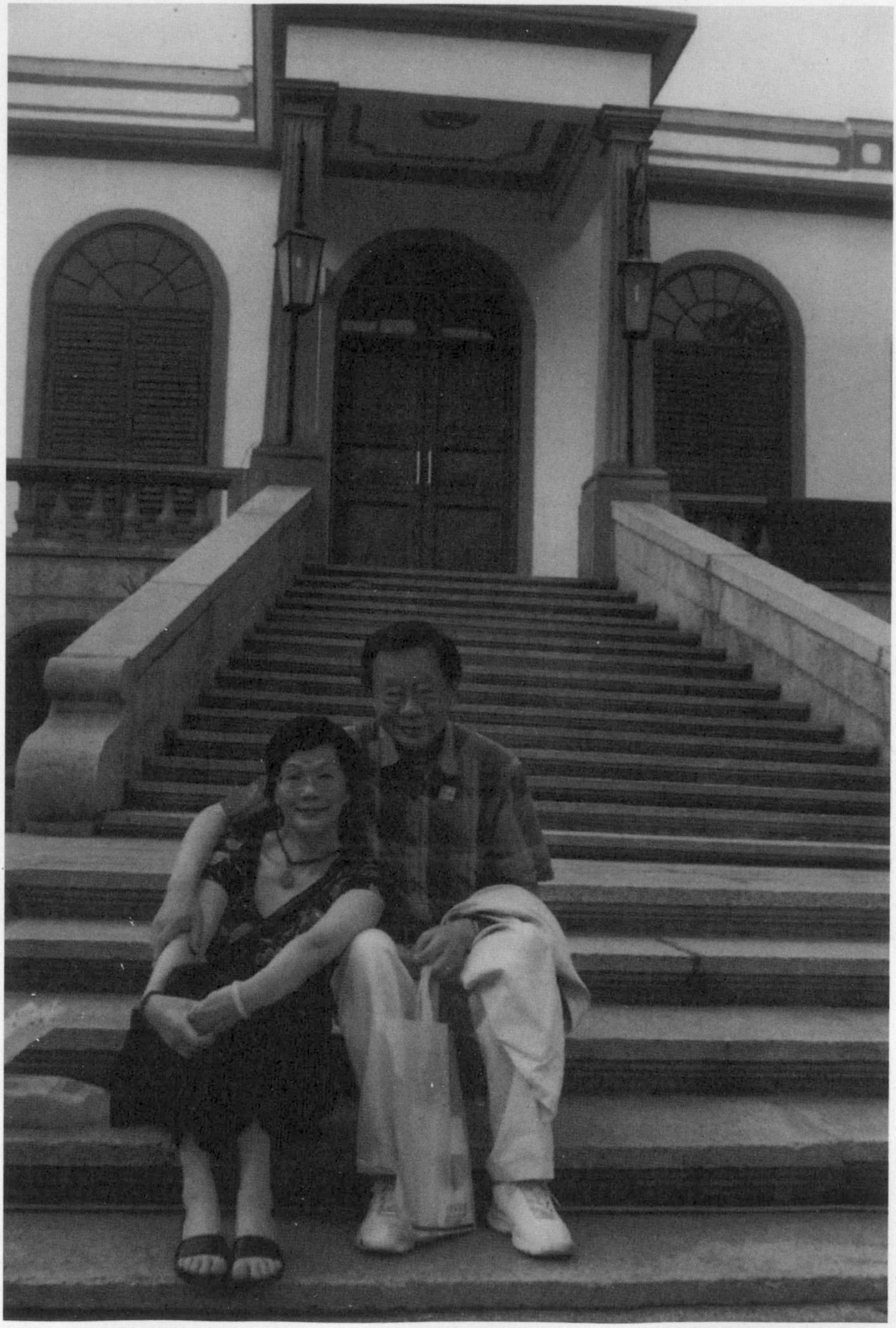

一路走來，歐梵始終守護著子玉。

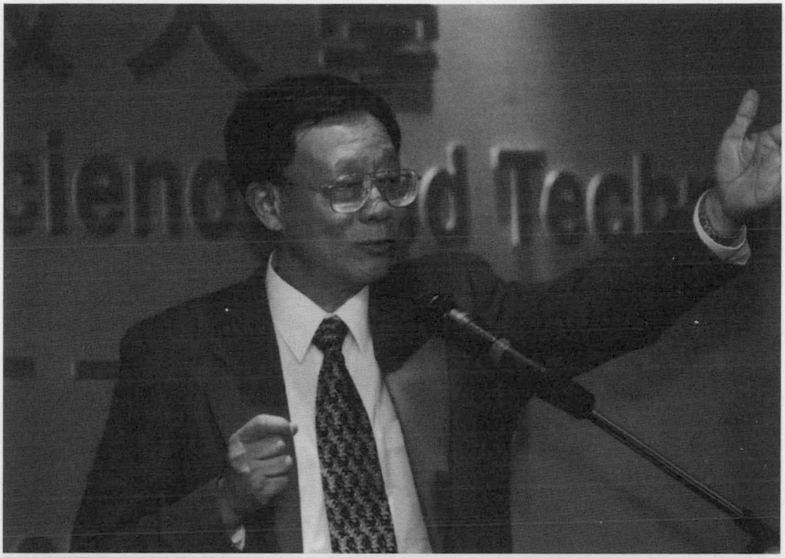

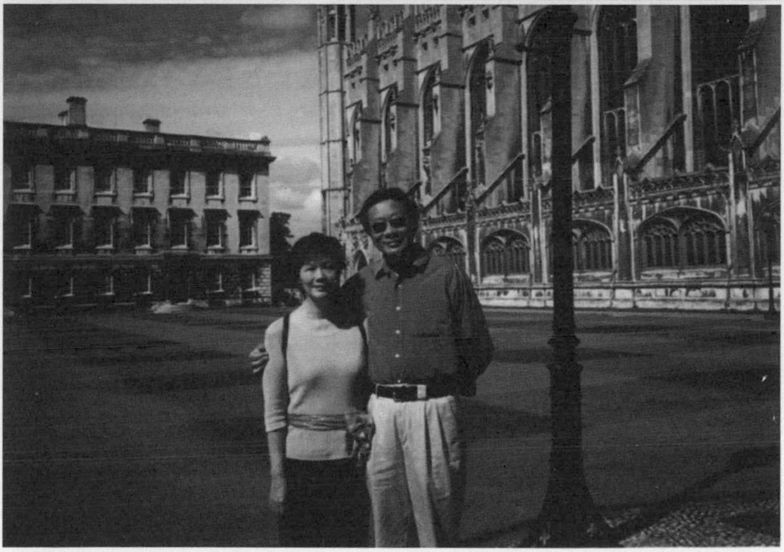

歐梵是子玉戰勝病魔的動力。

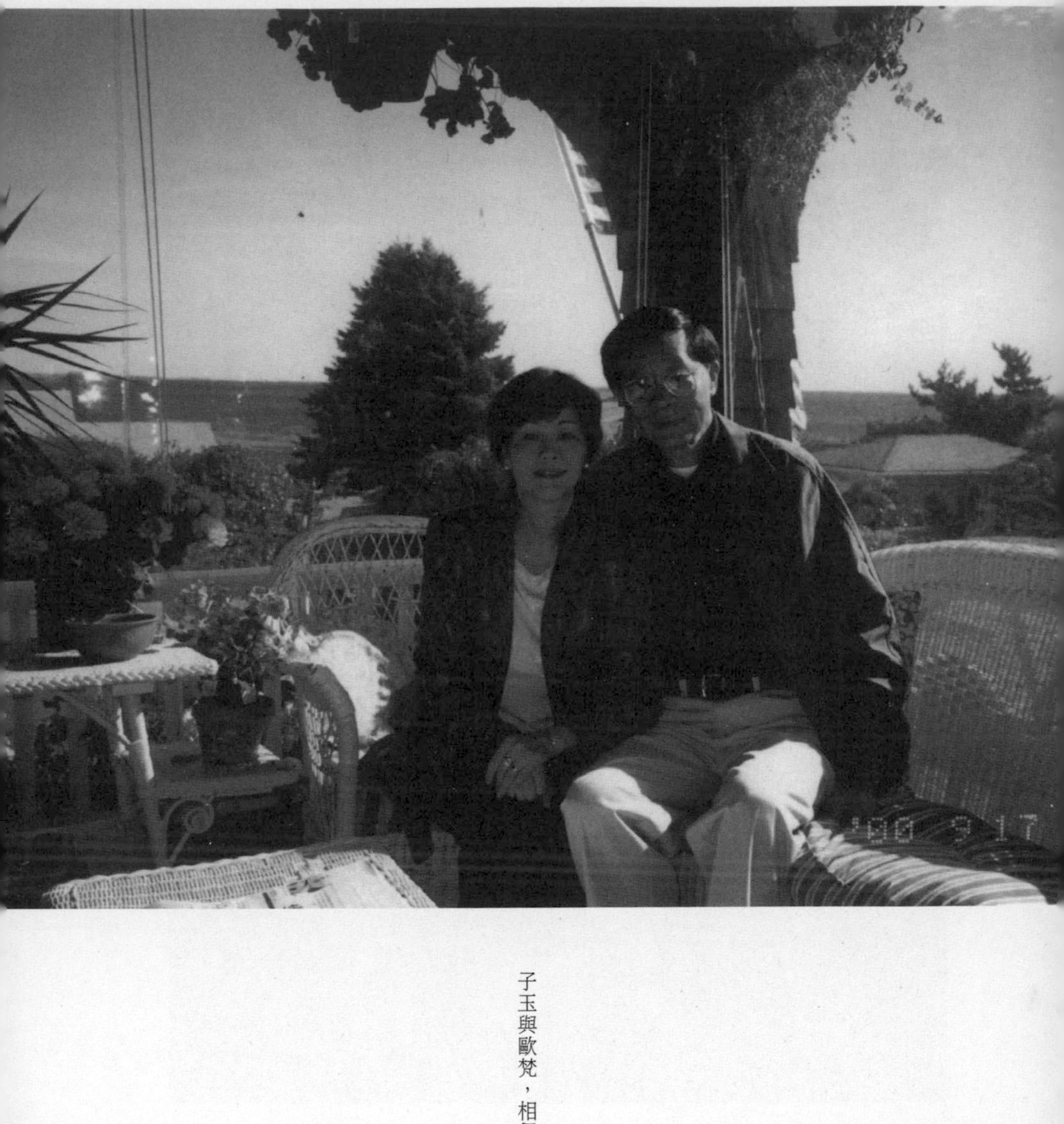

子玉與歐梵，相偎相依。

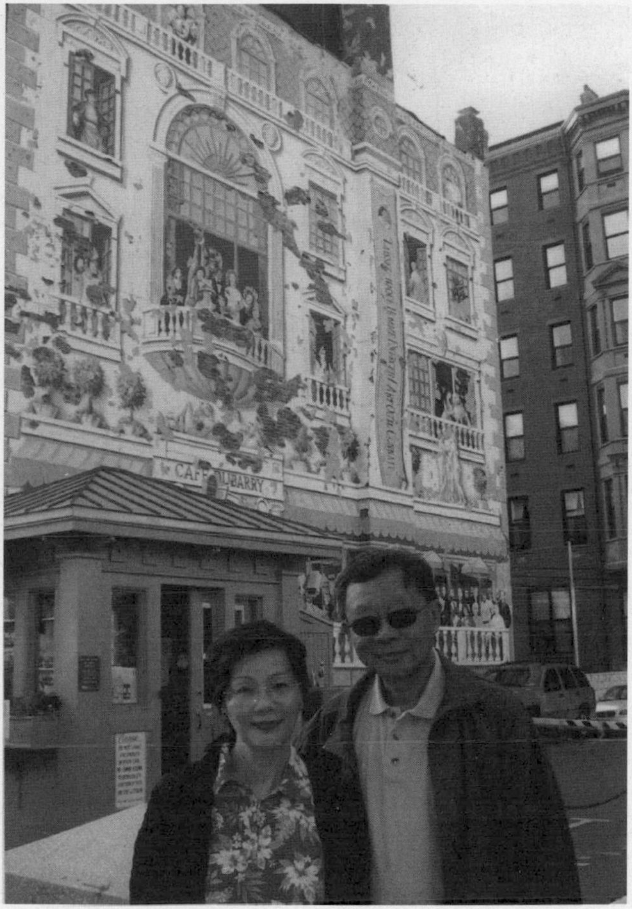

跟歐梵在一起，子玉最輕鬆自在。

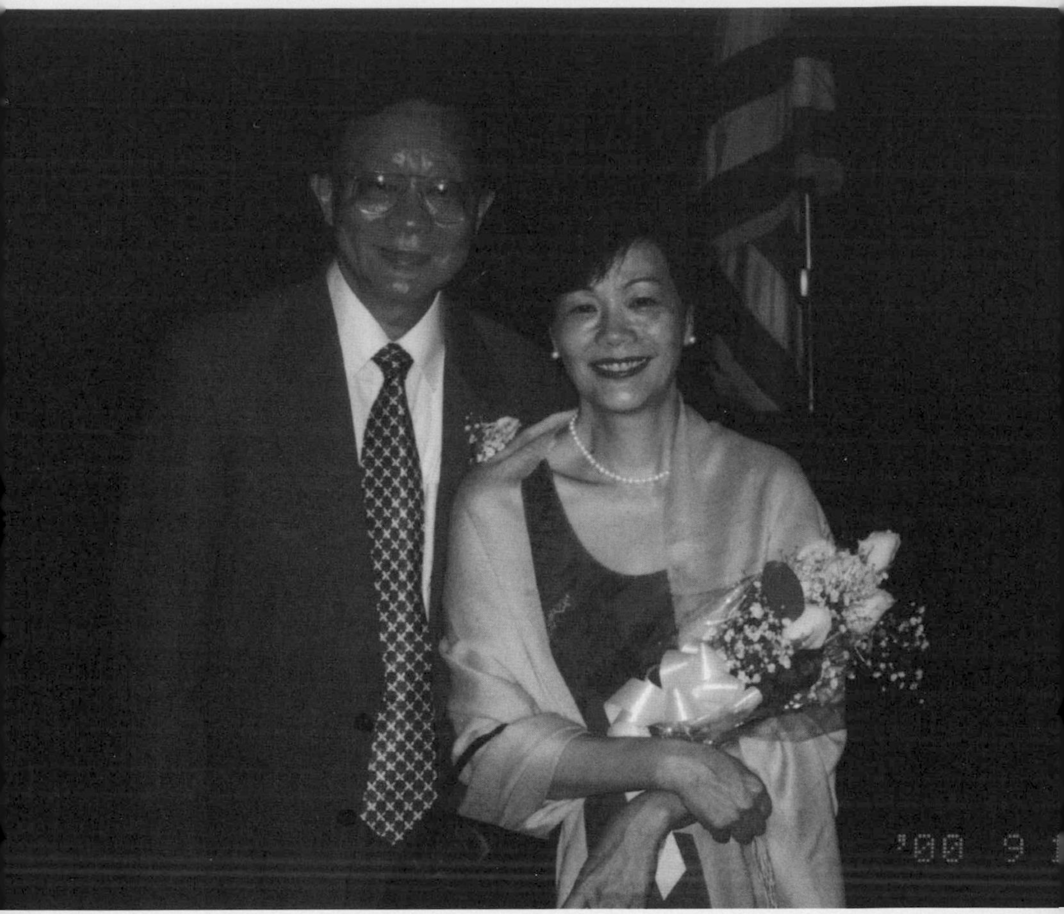

子玉與歐梵笑得好開心。

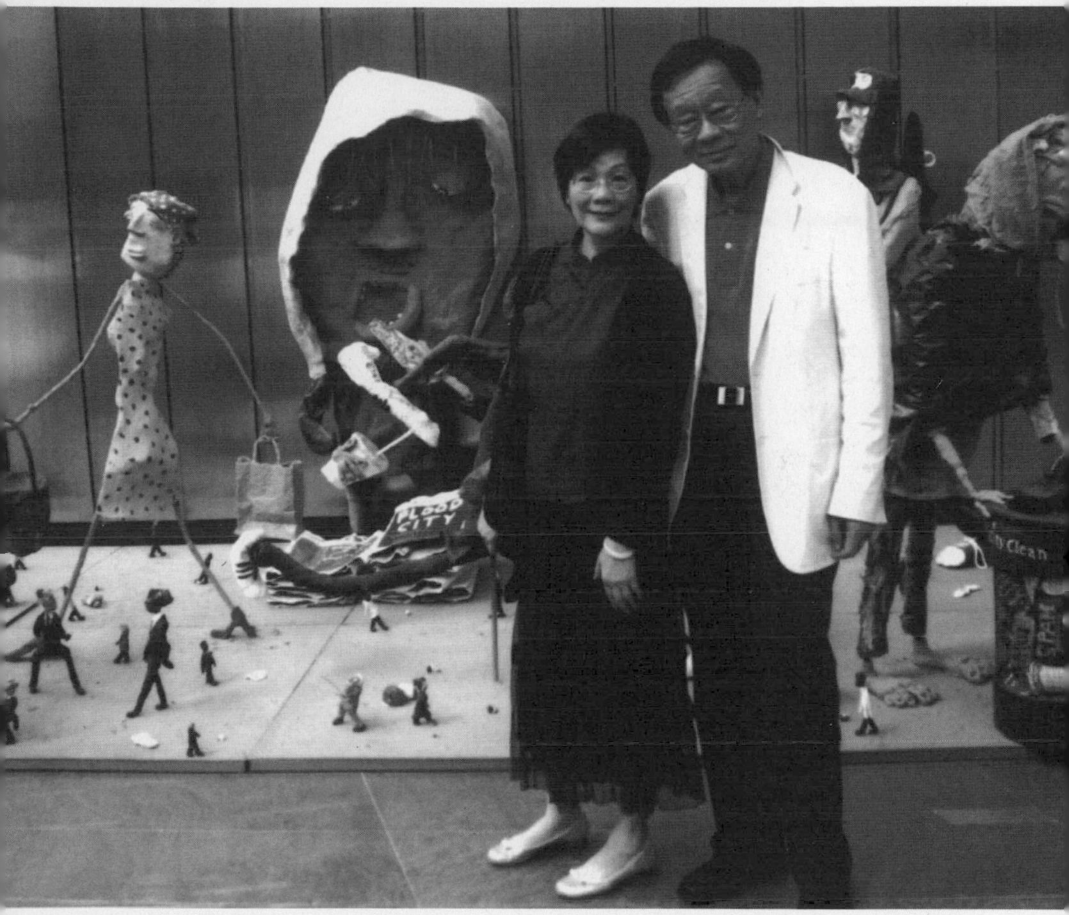

子玉與歐梵，享受人生，享受生活。

克服憂鬱症除了按時服用抗憂鬱症藥物之外，還需要徹底改變個人的生活習慣和思維方式。這病魔是個淘氣鬼，一旦被牠纏上就休想輕易脫身。縱然暫時把牠趕走了，也會伺機而動，一旦稍不提防，又再次咬著你不放，令你痛不欲生。所以抗病、防病是「百年大業」，實在鬆懈不得。我跟牠廝磨了大半生，總算有了一點心得，可以和讀者分享。

任何一種疾病的形成都有其原因，決不會忽然發生；有遠因、近因，所謂「積勞成疾」，是最恰當的說法了。如果用到憂鬱症上可改成「積鬱成疾」了。記得我見中醫師張琛的時候，她說我的肝火旺盛，成因是長期睡不好，肝火上升。人感到不想睡，其實是體力透支。在我自己的瞭解，我眼睛的毛病也是肝臟不好而影響，因為中醫書說：「肝顯於目。」肝功能差更不是一朝形成，跟我的性格有很大的關係。我自小性情內向，不快的情緒總愛憋在心裡不說，怒氣、怨氣、不平氣越積越多，最後使得肝氣鬱滯於中不散，成了「肝鬱」，弄至生理、心理失去平衡，人就生出憂鬱症了。

我們說憂鬱症是現代人的「通病」，並不是說前人不會患上這種病，只是現代的都市人更容易染上此病而已。遠古的人類生活比較簡單，心理壓力相應也少，不似現今的人們，每天在繁忙緊張的生活調子裡，情緒得不到適當的舒緩。何況現代都市的人際關係複雜，物質生活越文明，人的精神越得不到滿足，精神的空虛造成焦慮的情緒。況且人類的智慧提高了，反而對現實的一切事物更易感到不滿。凡此種種的因素，造成更多的人有憂鬱症。

在憂鬱症者中，女性的人數要比男人為多，幾乎接近男人的兩倍。原因大概是女性的性情天生比較感性，社會地位較男性為低，需要求助的情況較男性為多。生育後的女性和更年期間的女性，生理和心理都產生了變化，患憂鬱症的可能性較高。較多的老年女性因失去伴侶而罹患憂鬱症。

以我個人的經驗，克服憂鬱症需要長期的努力，時刻的警醒——聆聽自己身體和心靈發出的訊號，提高自我的認知能力，明瞭自我的身心需要。絕不可故步自封，墨守成規，無視自我的感覺。如果要遠離憂鬱症，必需重新建立生活的基本模式，並且要持之以恆的做下去。

廣交朋友，盡情傾訴

走出憂鬱的法門之一是廣結朋友，切忌與世隔絕，隔絕了就是自我封閉。封閉的結果造成寂寞，寂寞久了，更喪失了跟人溝通的意願，變成了有苦無處宣洩，於是恐懼、悲傷、焦慮的情緒越積越多，把自己的身心壓得透不過氣。人的緊張情緒得不到釋放，病很難會痊癒。以前的我很不願意把心情告訴朋友，今天的我改變了，成了個「透明的人」，任何不快的情緒都藏不住，總是先跟丈夫說，後和朋友傾吐，心裡沒有積壓的情緒。記得聖經有一段話：「在每天日落之前，把怒氣去除，不要含著怒氣去睡覺。」大概就是這樣的意思。應用到日常生活中，一天的「氣」一天清，心田沒有雜草，人比較容易快樂起來。

持續運動，強健身心

我一向有運動的習慣，早在二十多年前，已經開始鍛鍊身體。在芝加哥的十年，我幾乎每星期三次到健身房跑步或享受桑拿浴，那時的情緒有點憂鬱，卻不太嚴重，我想跟運動很有關係。回港後生活忙亂，少了運動的時間，一旦遇上情感的大轉折，情緒一下子跌至谷底，當然沒動力想要運動了。

運動的好處並非一觸即蹴，非日久不見功效。它的功效不只在於強化肌肉，而且可製造舒緩情緒的腦內啡。這種荷爾蒙使人感到心情舒暢，如服了一帖寧神藥。故此，緩步跑也會叫人上癮，若一天不做，像缺少了什麼似的。當我情緒不太低落的時候，我愛在河畔跑步。那時我家住沙田的城門河附近，沿著河畔慢跑，讓汗水與淚水混成一氣，回家洗個冷水澡，原來胸口的鬱結一掃而空，那夜便有個好眠。

為什麼運動可以使人身體健康？因為運動的緣故，呼吸牽動著肌肉使其放鬆，深深的呼吸能促進體內氧氣循環，多量的氧氣會燃燒脂肪。順暢的呼吸令血壓降低，心臟功能增強。氧氣也會降低血管中的三酸甘油脂和膽固醇。血脈通了，減少了心臟病和中風的危險。氧氣令大腦運作得更好，心情變得開朗了。

近年我少了跑步，卻多做了類似氣功的中國傳統式運動。因為這種功法比較方便，不限時間，不論場地，只要想到要做，就可以隨時實行。概括來說，我通做的一種名為「五一五平衡操」，是以自家的一雙手點按全身穴道，令致全身經絡血脈通順，達到強身健體效果。我和丈夫已做了三年，感到身心健康，我想自己的憂鬱症不再復發，與此平衡操有著很大的關連。為了使更多人受益，在這兒我願意把「五一五平衡操」的網址公開，有心人可以在電腦上得到想要知道的資料。網址：www.mgw515.com

均衡飲食，憂鬱不再

營養素絕對可以影響我們的情緒。營養素的獲得可從食物中直接吸取，尤其是服食維生素補充劑。無論如何，做到平衡的飲食習慣是至關重要的。

我在幾十年的憂鬱歲月裡，偏食是我的生活習慣。雖然我十分注重健康的飲食，可是我忘記了平衡飲食的重要性。我以為拚命吃得清淡就是健康，清淡是不吃油脂性高的，少吃肉類，尤其不吃動物的內臟，海產類的貝殼類如蝦、螃蟹、蠔等更是禁忌。然而，這類食物是維生素B群的主要來源，維生素B群複合劑可促進大腦功能，讓人頭腦清醒。葉酸更能使人心情愉快。還有其他的礦物質如鈣和鎂能促使大腦適時傳導神經刺激。這些滋養腦部的營養物質如果缺乏了，人就比較容易產生緊張、抑鬱、焦躁不安的情緒。

壓力會消耗體內的維生素與礦物質，而維生素C和B群又是抗壓的主要原素。維生素C在眾多的水果和蔬菜找到。生病時的我絕少吃蔬果，因為清洗和選擇太麻煩，情緒太差顧不上這些事情，如此惡性循環下去，我越憂鬱越不吃蔬果，情緒也越憂鬱。有一段很長的日子，我獨自生活，憂鬱得完全沒了食慾，每天只吃一頓冰冷的脫脂牛奶混著穀片的早餐，又或者在晚餐吃一條用微波爐蒸的活魚，都是取其方便，並沒有注意營養是否充足。蔬菜要洗濯，水果要削皮，都很費事，我認為可免則免了。長期缺乏營養的結果，產生很多問題：皮膚沒有光澤呈枯黃色，身體常感疲累，小便頻密，卻有便秘的問題，伴有氣滯、氣脹、氣虛的感覺，更不要提神經衰弱了。衰弱的後果是心悸、失眠，精神再累也無法入睡。長期睡眠不足叫人產生更多焦慮，真是惶惶不可終日。

幸好我這人夠膽量，有冒險精神，又願意嘗鮮。每次病情好轉了，求生的意志恢復之時，便積極的重新收拾被病魔摧殘過的身體，仿效神農氏嘗百草，補氣強身的中草藥、營養食品、廣東湯水等等的食療方子一把抓。皇天不負有心人，一、二個月，我再次回復舊日的風采。只可惜我沒有徹底解決心中的鬱結根源，日子久了，生活壓力聚積之下，只要遇上了一個促發點，病魔又一次進駐到我的身體裡來。

俗語有話：「久病成醫。」這句話真的可以應用到我身上。這七年裡，我對於研究如何吃法令身體健康的命題很關注，於是蒐集了超過百本以上的這類書籍，吸收了許多這方面的心得。我變得比較聰明，學習全面解解自己的體質，才決定吃什麼、喝什麼，做什麼對身體有好處。明瞭到食物影響心理，心理影響生理，彼此的關係至為密切，正如西方人說「You are what you eat.」。

我認為吃得健康並非完全不吃肥肉，或是太鹹、太甜、煎炸的食物。最重要的還是平衡的飲食法。什麼是平衡？平衡就是吃多樣性的食物。蔬果的顏色不同，含的維生素、礦物質也不同，所以每天盡量吃多種顏色的蔬果。肉類的食用也應該多所變化，不要以為魚肉最健康，就單一攝取，其實瘦豬肉和牛肉都是很有營養的。豆類和蕈類含有豐富的蛋白質，如果少吃肉類的人，應多補充豆和蕈類。雞蛋和牛奶是現代人的禁忌，但是雞蛋的卵黃含有卵磷脂對身體十分好，我們不可完全不吃。牛奶近年被一些營養師否定，稱為「生了鏽的脂肪」，但它真的是如此不適合人類飲用嗎？君不見它養強了一代又一代的西方人嗎？但對於某些東方人胃裡缺乏奶類食物的消化酵素，我們小心一點就可以了。貝殼類食物營養素的攝取，也不可或缺。中國人認為海鮮類含毒素至多，卻忘記了它們也含有許多人體需要的稀有金屬元素。如果不喜歡吃海產類食物，應該多補充海藻類食物，這類食物很容易被忽略，中國菜沒有多少是以海藻為饌的，大概是它們味帶腥，腥氣不容易被去除吧！只要烹煮得法，海藻仍然可以很可口。每天吃少許堅果是個好主意，堅果含有豐富的植物脂肪，有助減低血管中的膽固醇和三酸甘油脂。

服食草藥，抗鬱有方

一般患有憂鬱症的人，多服食西藥抗鬱藥、鎮靜劑。大概是西藥的效用比較快速，在我個人的經驗裡，原來中草藥也可治療此症，而且見效不比西藥慢，只要用對了藥，一樣可以藥到病除。治好我病的中醫師她提供了一些藥方，請見附錄。

我服西藥已有七年多，哈佛診所的醫師因為沒見到我，從今年開始，不願意給我配藥，我想也是嘗試改服其他藥物的時候了。綜合了友人的經驗和我做的資料整理，明年開始我大概會服食一種名為聖約翰草（ST. JOHN'S WORT）的草藥，數世紀以來，此草藥一直被用作提神藥物，可以有效治療輕度或中度憂鬱症和焦慮症。在德國及歐洲其他地區，也核准使用此藥，美國於一九九〇年引進聖約翰草藥補充劑之後，成功治療了數百萬名憂鬱症患者。據説這草藥的好處是副作用極少，不會使人上癮，可隨時停服，卻沒有鎮靜作用。

既然有這麼多好處，我想將來不服抗憂鬱藥的時候，會以此代之。在未嘗試之前，我發現兩種營養劑，對我的睡眠和消化系統，都有很好的療效。它們是蜂膠和蜂皇漿。蜂膠把我多年的便秘和睡眠問題解決了，以往我夜裡睡得不好，食慾不振，服了蜂膠兩個月，一切都改善了。蜂皇漿對婦女的更年期綜合症有療效，最近據友人説此產品服用久了，會令某些人患上乳腺癌，故得小心注意。

心境寧靜，正向思考

原來心境的寧靜是可以自己調教的。憂鬱的時候，心情亂成一團，像千百條絲線纏在一起，許多無端的思緒、愁緒接踵而來，令人感到絕望，似乎大難將要臨頭，只得坐以待斃。其實這種亂成一團的感覺是其來有自，最主要的原因是思覺失調。為什麼思覺會失調呢？這是心理醫師研究的課題，非是我們一般人可以瞭解。在這裡我只能憑著自己的理解和實際方法，與大家分享。

情緒的昏亂一定與五臟的失調有關。每次病發我身體都出了很多狀況，像是夜睡不寧、尿頻、便秘、心律不整、目矇耳鳴、心虛氣喘等等，凡此種種莫不與身體的五臟六腑衰弱相關連。睡眠不好與視力模糊跟肝臟有關。泌尿系統失調顯示出尿多、耳鳴，也是腎臟衰敗之象。心悸當然是心臟有虧了。便秘可能和脾胃有著密切的關係。氣喘還用說嗎？肺功能失調。

五臟六腑都不對勁，那還了得？病初發時，我以為自己快要死了，情緒更加低落，到了極限時，已經不再在乎死亡的問題，反而希望自己會在睡夢中逝去，省卻了自殺的麻煩。但是上天不會叫我安樂死去的，受苦期未完結，仍得承受那看似無盡的痛苦。話雖如此，痛苦是有盡期的。情緒開始平穩後，求生的意志也萌生了，我再次對生活有期盼。這時需要注意營養、調整心情、鍛鍊身體，令自己走向健康。

調整心情就是調教心情，即是改變自己的思維方式和行為模式。思維是思想，單想而不付諸行動是沒有用的。這就牽涉到王陽明先生的「知行合一」說，「知而不行，即是未知」。或者我再加一句：「行而不堅持也是徒然。」改變思維方式可以十分困難，也可以是很容易的事。所謂「轉念之間」，我們不要執著於固有的想法，把自己的心靈敞開，心隨意轉，就這麼簡單。想法改變了，行為自然會跟著改變。這樣的一個過程，可說是自我改造的階段。改造的效果越好，我們的情緒越趨穩定。人性是軟弱的，很多時候沒有貫徹始終的做下去，病魔往往會乘虛而入，讓舊病一再復發。

我就是如此反反覆覆的四次患著憂鬱症。距離最後一次發病至今已有七年了，我成功打破了發病的循環模式。我所作的改變比以往來得更多、更持久。我原來內向的性格變得比較外向了。外向的好處是自己願意敞開心懷，接受別人的意見，也把自己的意見和憂鬱告訴別人。沒有累積的心事，人感到輕鬆自在，情緒也跟著好起來了。由於情緒輕鬆了，對於外頭事物的敏感度提高，我成了個易笑易哭的人。其實，哭和笑只是悲和喜兩種情緒的具體表現，年少時因為外婆家教甚嚴，她常說：「溫文爾雅的女孩子不應開懷大笑，這是有失儀態的行為。」自此我很怕裂嘴而笑，只會微笑。誰知大笑也是宣洩情緒的好方法。笑令人忘憂，促進腦內啡的分泌，更可以鬆馳內臟肌內和降低血壓。大哭跟大笑一樣也能減少心理壓力。讓情緒得到發洩的機會，人會比較健康。

保持心境寧靜對於容易焦慮的人十分重要。心境寧靜可以帶動全身肌肉跟著放鬆，身體放鬆了，煩惱自然消失。多年來我學會了如何放鬆自我。瑜珈靜坐是一個方法，深呼吸是第二法門。每逢遇到心緒不寧的日子，我會把自己關在房間裡，雙腿盤上，挺直腰背，意念集中在眉心一處，心凝神定，傾聽自己的呼吸聲，如此可令自己心凝神定。但要記住全身的肌肉均要放鬆，才可以完全體驗當時的寧靜感受。

深呼吸可以鎮定情緒是顯而易見的。當我匆忙趕車，被別人惹氣、受驚嚇的當下，深深吸上幾口大氣，慢慢從鼻子呼出來，人立刻感到舒暢多了。這是百試百靈的驗方，心煩氣躁的人不妨試試。

人類的腦袋是件奇怪的東西，美好的事物很容易被忘記，不愉快的記憶卻牢牢地存著。憂鬱症者的腦子充滿了過去許多痛苦的記憶，加上現實生活中的不愉快，病情就越加惡化了。假若能活在當下，多想、多看美好的事物，尤其是多徜徉於大自然的環境中，欣賞青山綠水、桃紅柳綠的景色，美好的事物從眼睛進入腦子裡，經過心產生出愉悅溫馨的感覺，愁緒就被驅逐出來了，人也不再憂鬱。我家的客廳近窗口處，長年種植了多盆室內植物，有花有草。每天吃早餐的時候，對著一排青蔥的植物，耳畔傳來悅耳的古典美樂，如此開始了愉快的一天，人還會憂鬱嗎？

宣洩情緒，真誠坦白

外婆對我的管教甚嚴，她責打我的時候，她不要看到我哭，我只好壓住憤怒，不讓它發洩出來。久而久之我成了個氣悶的人，外婆常說：「妳真是一隻『谷氣』蛤蚧。」谷氣的意思是怒氣強壓在心裡，把腮幫子也鼓得動膨脹起來了。經常氣悶的結果，我不懂得發脾氣。表面上我的脾氣很好，怒氣卻藏在心底，結果受害至深的是自己。最記得表哥多年前批評我說：「妳的態度不好，令人難受。」我想他所謂的「態度不好」，就是我沒有適時宣洩自己的情緒，總是先強忍怒氣，到了忍無可忍的階段，我才會在不恰當的時間或對象面前爆發。但這種爆發仍是一點點的，並非一傾而出，這才令承受的人難過。最後我們離婚收場，與我的「不好態度」，大概有點關連。

前些時返回美國度假，跟哥哥討論起夫婦相處之道時，說：「說來奇怪，跟歐梵結婚八年了，我倆之間沒有任何積存的怒氣，大概是他坦白的性格影響了我，他會直接表達對我的不滿，我知道後也懂得反省。他的批評對我真的做到有則改過、無則加勉的作用。夫婦相處之道貴在真誠坦白，他以誠待我，我能不以真實的感覺回報他嗎？故此，我們雖偶然持有相反的意見，最終總可以和平共存。」心平氣和的生活著，憂鬱再不沾上身來了。

享受生活，精神富足

閒暇，食物、愛情這三樣東西，看來並不相干，如何可以幫助我克服憂鬱呢？閒暇是一種生活形態，也是一種精神狀態。我年輕的時候，有一個想法：「年輕人應該趁著活力充沛，多幹點事，到了年紀大了，才有資格享受閒暇的生活。」可是啊！年齡步入中年了，卻沒有讓自己的工作步伐慢下來一點，享受一下閒暇的生活。早晨可以遲點起床，卻不肯多賴一下。常記得外婆說的話：「做個好女人是要早起持家務的。」我以為好妻子必需比丈夫起得早，為他預備早點，侍候他上班，然後才是私人的時間。後來離了婚，本來可以輕鬆一下，但是習慣早起已是自然的事。若干年後的今天，我仍是起個大早，為丈夫煮早餐。丈夫不止一次告訴我：「老婆，妳知道嗎？吃妳煮的早餐，是我一天中最大的享受，也是最美好的時辰。」在悠揚的音樂聲中，聽著這番讚語，我何曾覺得買菜煮飯的辛苦呢？工作以閒暇的心情來做，就一點也不感到疲累，而是一種享受。

年輕時代並不享受食物，以為食物只是生理的需求而已。每天三頓要煮、要預備，是多麼費時費勁啊！恨不得有誰發明了一些食物丸子，往嘴裡一丟，填飽肚子了事。人年紀漸長，喜嚐美食的渴望增強了，有時明明知道肥膩的東西不應多吃，卻禁不住要吃。吃下喜愛的食物，身心都舒暢似。丈夫最常說：「妳煮的菜，我吃了渾身舒暢。」我想就是這個意思。

法國人崇尚美食，他們有句話：「擁有愛情與食物，人生便了無遺憾。」年輕時不懂得欣賞美食，其實是有些兒自我壓抑的成份。對於好吃的東西如冰淇淋、巧克力、蛋糕等，總是想著吃多了會令人發胖，只好拚命壓抑對這些食物的欲望。近年在丈夫的鼓勵之下，我釋放了自己，有節制地滿足自己的口腹之欲，才發現沒有什麼比吃一頓美食來得開心。原來享用食物的時候，大腦會分泌腦內啡，使人心情愉快，減輕心理壓力。

我向來是個愛情的追求者，所追求的愛情除了男女之情，還有親情、友情等。可是偏偏親情之於我，卻又是如此的微薄。從小到大，我冀求得著父母的愛，尤其是母親的愛。但凡希冀越殷，失意也越大，不知不覺之中，我簡直是沉溺於追求親情的苦海中。直至幾年前媽媽去世了，我才猛然醒悟過來，原來世間的愛是前生早訂下來的，我們強求不得。只要我珍惜眼前的緣份，善加對待身旁的一切，自己就可以得到快樂了。

愛情這東西正如快樂一樣，它們自始至終一直藏於每個人的心裡。用不著到外面苦苦尋覓，只要好好過日子，多留意身邊的人與事，欣賞別人的優點，壞事發生了，換個角度去看事物，將會察覺到原來壞事的本事，反而會告訴你很多做人處事的道理。多付出愛心給別人，別人快樂了，自己會更快樂。愛是無窮無盡的，付出的越多，感到越富足。精神富足的人，會是個不快樂的人嗎？

以上列舉了七個可以幫助我克服憂鬱的方法。其實這只是我個人的經驗，它們對我有幫助，並不一定適用於其他人。每個人都有各自的人生體驗，只要我們細心體會，以開敞的心靈去感受生活，不難找到自己的方法。最重要的是，需要一顆堅毅的決心，以及讓自己快樂起來的意願。說得更實在一點，就是善待自己，停止虐待自己，愛自己的人才會得到別人的愛。人生苦短，我們為什麼不可以「放下屠刀，立地成佛」？想到要做的事情，立刻付諸行動，停止終日胡思亂想。這一刻把自己從思想的死胡同裡走出來，下一刻，滿天的雲彩會顯現在眼前。

後記

人是不孤獨的，也不應該孤獨

李歐梵

子玉剛寫完這本書，要我寫一篇後記，自從七年前她的憂鬱症折磨了我們夫妻整整半年之後，我們其後在香港「過平常日子」。對於這段往事，在時過境遷之後還有什麼感想和反思？

今晨我把當年的日記拿出來重讀（日記中的部份已經放在我們合著的《過平常日子》第六章），摸著稍為灰黃的紙張，不禁悲從中來，感慨繫之。邊看邊吃早餐，子玉坐在我身旁，看到我滿面憂悽的樣子，就默默地摸摸我的臂膀，我轉眼看到她燦爛的笑容，安詳又自在，不禁釋然。惡魔終於離我們遠去，希望再也不重返了。子玉在旁即時說：「現在和過去最根本的不同，是我的觀念徹底改變了。以前時時怕憂鬱症復發，現在一點也不驚恐，而且知道如何對付。憂鬱症是一種可以絕對治得好的病，不是絕症。」

一點不錯。過去這七年來，她比我更勇於面對一切的疑慮，而且早已成竹在胸。她的勇氣和毅力從何而來？也許這正是她以自省的方式寫這本書的原因之一。勇於面對自己的過去，並對問題加以消解也是預防憂鬱症復發的主要治療方法。當然更重要的目的是把自己的經歷全盤托出，希望有助於目前受憂鬱的情緒困擾，不知何去何從，或有類似經驗的讀者和朋友。我的這篇後記，也從這個立場出發，除了從我的角度來反思子玉的這段煎熬外，也希望其他患者的親友提供一點個人的經驗，以便幫助他（她）們照顧病人。

一、

憂鬱症的英文名叫Depression，也有心灰意冷、心情沮喪的意思，所以它既是心病，也是疾病。因為是腦垂腺分泌失去平衡而引起的，一般人往往以為這沒有什麼了不起，過一陣子心情就會好了，所以不願就醫治療，這就大錯特錯了。根據這一次我的經驗（我以前也是無知得很），必須身心並重。西洋的療法，就是身心並重，同時看兩位醫師：一位專門下藥，從病理下手；一位則定時而不斷地和病人傾談。在香港和其他亞洲地區，這兩種專科往往集中在一個醫師身上，既下藥又要揣測得病的心理因素，因此往往兼顧不了。外國的方法也有弊病，太過專業分科，而且在心理治療（therapy）方面太注重理性分析，而所謂佛洛伊德方式的心理分析方法讓病人躺在長沙發上任他胡言亂語，再從而追溯到兒時經驗——也治不了突發的憂鬱症。

當子玉的這個舊病復發的時候，我起先竟無心理準備。她接到母親得癌症的電話後，連夜失眠，我在她央求下請學校的醫師為她開一劑安眠藥，但依然不見效。如此持續失眠（整夜睡不著覺）一個禮拜，我才帶她去看病理醫師，証實憂鬱症復發，立刻開藥方。然而西藥有多數，也各有不同的效用，往往病人服藥兩、三週以後才知道是否有效，如果不行還要再換藥。況且藥量在開始時很少，逐漸遞增，怕引起不良的副作用。可以想見病人在此時所受之苦，而照顧病人的親友當然更急。我和子玉就有這種經驗，而且我比她更手足失措。她早已痛苦不堪，但還要怕我「失控」，其情何堪。

所以，事後反思所得的教訓是：雙方都須要有耐心，這不是一朝一夕可以解決的，也沒有特效藥，市面上買到的prozac並非萬能，可能還有副作用。我為了多得到一點這方面的知識，拚命看書，並請醫師給我一個書本（當然是英文書），仍然不得要領。看多了又自以為是，和醫師爭論起來，說不定她下的藥錯了？後來和子玉的香港醫師聯絡上了，承他立即寄來當年用藥的藥方和劑量，這才對症下藥但也在整整兩個月之後，子玉的心情才稍見平穩，但還是沒有精神，像一個木頭人一樣，垂頭喪氣，每天不起床，不願面對每天下午向她襲擊的「惡魔」，使她心情轉壞，直到深夜精疲力竭才入睡。第二天又重覆同一個症狀，時日一久，連我這個照顧她的丈夫也急躁起來，時而大發脾氣，在內外雙重壓力（我還要教書）之下，自己也差一點患上精神病。

所以，照顧病人最基本的原則就是要有耐心。

憂鬱症的療程大致有三個時期：第一期是初患或復發時期，嚴重的（如子玉）至少一個月，這是病人最痛苦的階段，甚至痛不欲生而尋短見，而偏偏就是在這個關鍵時刻要試藥和配方（內中大有學問），配錯了當然不見效，甚至令病情更壞！所以，在第一期要千萬小心，最好不要離開病人（最嚴重的須要住院），以防意外。我記得自己緊張的情況，連廚房裏的菜刀也藏了起來，生怕子玉再尋短見，並且苦苦哀求她不要離開我——這一次不同了，她並不孤獨，有一個新婚的丈夫，如果她離我而去，我苟活於世又有何意義？必會返回香港暴飲暴食（因為沒有勇氣自殺）而死！事後談起我的這段話，成了笑料，但當時確是如此。

第二個時期是穩定期，時間最長，子玉的經驗是足足有四個月之久，甚至更長。所謂「穩定」，指的是病人心情依然低沈，情緒變化有了規律（例如子玉在上午昏昏欲睡不起來，下午情緒逐漸陷入低谷，晚上又稍好，深略覺平靜，可以安眠），但日而復始，沒有起色；有時候幾天稍好，過了幾天又壞了。在我的日記中處處寫到這種情況，我用的形容詞也從第一期的「痛苦、難受、好辛苦」，到第二期的「無聊、煩悶、不耐煩」和我的「急躁」，似乎真正痊癒漫漫無期，哪一天才能重見光明？有時候病人也會在深思熟慮後走向自殺之路，因為在第一期完全沒有心力，而在第二期才有所行動。

就在這個時期子玉展現了她無比的毅力。在我央求之下，她開始和我到健身房去作踩踏板運動，至少一小時。我故意選在她心情最差的黃昏，而她也逼自己隨我出門，拚命運動，大汗淋漓之後，至少血脈疏通了，回來吃晚餐時才有少許心情煮飯進餐。但還是沒有胃口，煮得菜也千篇一律——雞丁炒青豆，因為子玉很注重營養。

在這個時期子玉的心情雖然漸趨穩定，但對身體上的各種大小毛病還是患得患失，時有便秘，左眼也不好，一會兒又說皮膚壞了，氣色之差當然更不必提。有幾天心情略好時會塗點口紅，但仍無心刻意化妝，大多數時間還是不見打扮，也不願見人，僅接受幾位熟朋友的照顧（因為我還是忙著授課）。她從三月中，憂鬱症復發，到四月底進入穩定期，直到我六月初授完課學期結束後，依然沒有太大起色。暑假開始，我空閒多了，才約友人帶她一起開車出外遊玩，她也勉強打起精神參與，但回家後往往心情又轉壞。最後我只好施出「絕招」，帶她返回香港——她成長的地方，她的美國醫師也同意，認為文化環境也有影響，但不能肯定。八月中回港，又到處求醫，這一次當然找中醫了，還有一位臺灣的氣功師（我們為此飛臺灣兩次），最後經朋友介紹，找到一位信佛的年輕中醫師張琛，兩人一見如故，十分投緣，見面後不到兩週就痊癒了。

所以第三期的痊癒期可能和第二期分不開，何時由穩定轉向痊癒，誰也說不準，也許在暑假子玉的情緒已經逐漸返升了，但依然反覆無常。如果我們八月不返香港而留在美國，子玉是否痊癒？我的答案是肯定的——一定會，但可能花的時間更長一點，全看她個人和環境互動的關係。上一次她的憂鬱症復發時在香港，拖了一年之久！那時（一九九七—九八年）她孤家寡人，和前夫文正早已分居多年，心情更落漠。這一次的發作，開始時情況也很嚴重，但還是痊癒得快了一點，半年就好了，因為當我們返回香港時，她並不孤獨，除了我之外，文正成了老友，也不停地為她打氣。我們三人時常見面，無形中她的一個心結也化解了。

我在「總結經驗」後，所得到的結論有下面幾項，聊供有心讀者——特別是病者的親友參考：

一、憂鬱症既是心理病又是生理病，不可等閒視之，病人的親友更要付出大量的愛心、耐心、和同情心；嚴重的病情——如有自殺、自殘、或其他暴力傾向——必須事先預防，千萬不能大意，最好不要離開病人，如自己上班事忙，必須請病人的其他親友輪流照顧。打電話沒有用，因為病人即使願意通話，但放下聽筒後可能心情更糟。

二、必須服藥，但也要小心，這是專業知識，應該聽取這方面的專家醫師的意見。至於中醫或西醫則見仁見智。我的看法是：中醫主張氣血調理，是全方位的，病人的身體也須要配合；西醫主張對症下藥，但目前神經科學（neuroscience）方面的研究還沒有達到「百發百中」的精確程度，所以不應迷信任何特效藥，也不能隨意到坊間買些「anti-depressant」之類的「治情緒」藥，對輕患者或者有效（其實只不過有刺激或放鬆的效用），但對較重的患者完全無效。而西藥又是專門「特效藥」——如prozac、wellbutrin、remeron——太多，五花八門，名稱在各地也不同，它往往和治情緒藥並用，缺一不可，再高深一點的知識就要請教醫師了。服藥必須持之有恆，痊癒後仍應服藥，可以逐漸減少，子玉在上文中也再三提過，她上三次復發的原因，就是沒有繼續吃藥。

三、照顧病人，除了三心——愛心、耐心和同情心——之外，還須要瞭解並消除自己的心理障礙，因為到了第二期，病人和照顧者都開始不耐煩了，甚至發生口角，有的書上說甚至夫妻反目！我和子玉在此期從來沒有吵過架，但我的脾氣卻越來越暴躁，但又不能發在她身上，於是開始自責，有一晚還衝到浴室中對牆撞頭，害得子玉趕快跑來安撫我。這一段也寫在《過平常日子》第六章。

憂鬱病人須要悉心照顧，而照顧病人的親人也要照顧，最好是組織或參加所謂「支持小組」（support group），與有類似經驗的人互相交流，分享心得，也互相支持，特別是在第二期。我當時礙於情面沒有參加，但還是到處打電話和較熟的親友聊天，有時也冒昧以電話請教專家，並自己勤加閱讀這方面的書籍，至少可以「自我增值」，得到少許安慰。然而，當我把書本上學到的心理治療方法用於子玉時，卻不見效，因為她本能的抗拒。而且我發現此類方法太過注重調查測驗，譬如問病人每天作不同的小事後的滿意程度：喝一杯咖啡多少分？運動一次多少分？再把一週之間的升降指數平均一下。子玉後來說：我問她時她根本信口雌黃，亂報一通，其實她對任何日常瑣事都打不起精神作。我「玩」了這種理性遊戲數週後也放棄了。至於佛洛伊德式的心理分析，對子玉完全用不上，她和心理醫師（therapist）的定期傾談也不大見效，全看她是否喜歡和這個醫師說話。對於在東方文化環境中長大的人，還是「投緣」最要緊，端看雙方合得來或合不來。

我認為以上三項是「金科玉律」。此外還有一項，是我們的自願選擇，也是從經驗中得來的，就是絕不隱瞞病情，應向親友們公開，後來我還鼓勵子玉向所有願意聆的人講這段故事，因此反而交到不少新的知心朋友。我們既然打開心房，別人也受到感染，不覺也說出自己的心事秘密，因而一個友情的網絡逐漸形成了，這是我們這幾年來的一大樂事。以前子玉從來不說，連每天見面的同事也不知道，所以心情更孤獨。

憂鬱症不值得羞恥，它不見得是隱私，而應該「分享」，何況這種病越來越普偏，據說香港社會每五個人中就有一個或重或輕的憂鬱症患者。有關機構——如公司行號、和政府各單位——也應該重視，目前似乎只有學校設有心理輔導的專門人員，但民間社團反而多了，這是一件好事。

二、

從二〇〇一年子玉的病痊癒後到現在，也有七年了。我們的夫妻感情也更堅篤，現在回想起來，我們早已是患難夫妻了，先患難，後享福，因此對我們的平常日子也更珍惜，現在的感覺和患病期恰好相反：那段時期真是漫漫長夜，度日如要年，現在卻是「度年如日」，怎麼一下子七年就過去了？

在這過去的七年中，我們的生活經驗更豐富而多彩多姿，竟不單調煩悶。反思起來，這何嘗不是這場病的「恩賜」？天將降大任於斯人也，原來我們的「大任」就是學著怎樣好好過日子。生命太可貴了，而且像日月星辰的大自然一樣，取之不盡，用之不竭。所以奉勸所有在人生旅途上受到挫折而灰心的人：千萬不能以一時之失而放棄生命——所謂「看不開」，本來就是憂鬱症的來源之一。

現在翻著當年寫的日記，發現內中處處提到子玉對自己毫無信心、顧慮多端、絕望而被動、麻木不仁，像「痛苦」、「辛苦」、「難受」、「無聊」、「煩悶」等詞彙，用得最多。七年之後，我發現這些字眼幾乎完全不適用了，代之而起的是「安心」、「放心」、「自由自在」，甚至「享受」——最後這個詞是我在吃了子玉精心調製的「健康食品」時常用的。她現在作的菜真是既健康，又衛生；既有營養、又開胃！也許，這是我心情舒暢後的本能反應。

然而，只有一個過去的字眼還是常用的——「急躁」。子玉是急脾氣，我也性急，但沒有她反應快，所以外出逛街或乘地鐵時，她急得箭步而飛，我在後面跟不上，常常用廣東話大叫：「勿急！勿急！」有時還加上一個意大利文的音樂名詞「adagio」——慢板；香港的生活節奏太快了。

子玉對此也時有反省，但還是沒有完全改過來。我們上街一向手牽手，原先是我怕她摔跤，現在是我拉她慢走，但兩人不知不覺間也更合拍了，在日常生活中更是如此。我們有了前車之鑑，終於學到如何調劑身心，自由自在。

子玉急躁，有時我更急躁，甚至在外來的壓力（特別是稿債）重重時，會心煩而發脾氣。這個時候她就會摸摸我的臉，甜甜一笑，不說一句話。於是我就安靜了下來，打開唱機，聽聽莫扎特或巴哈，急躁的脾氣頓然消失。

我終於領悟到，這幾年來，子玉非但可以控制自己的情緒，而且也兼顧到我，為我們的日常生活定了一個溫馨又適意的基調。我對於她的報答，其實很有限，除了在地鐵月台提醒她慢一點外，就是鼓勵她作自己真正喜歡的事：從書法到寫作、從繪畫到澆花、從讀閒書到聽粵曲，並且多交自己的朋友。我更要她把自己的過去經驗和盤托出，不必有什麼顧慮，反正她和我本來就是坦蕩蕩的人，對己對人都是一個「誠」字，管別人說什麼閒話。有時候她會在寫完一篇散文後問我：「寫得還可以嗎？別人看了怎麼說？是不是我的文筆太簡單？」我覺得諸如此類的話可以拋諸九霄雲外，管別人怎麼說，我就是我，對自己一定要赤誠——「To thyself be true」，這句英詩中的銘言最好。

子玉在人生旅程上已經邁了一大步。她已經不再像以前一樣，不知道自己要什麼，不再是一切都是被動的，完全依從傳統中國婦女的那一套「三從四德」。我發現即便在當今社會，也有不少人和當年的子玉相似。香港的婦女在這方面並沒有「解放」，即便在外觀上很時髦，甚至表現大膽，放縱欲望，但內心深處，這種想法依然根深蒂固，至少部份中年婦女是如此。這個「心結」一日不打開，當外在的壓力——包括親情的壓力或其他生活中的失意事——日積月累，就會積鬱成多，往往會因一個突如其來的事故而引發出憂鬱症來。

子玉寫這一本書，寫得很勤奮，我甚至有點擔心她太過「入」了——讓自己進入當年病魔的世界。這卻是多慮，原來她早已成竹在胸。寫完一段，不但給我看，還再三自我解剖，不停反省，有時用字遣詞也有抽象反思的意味，不禁令我暗暗驚奇。我對她從來不用「學理」，但她不學而自悟，這一切皆是從反思自我的經驗得來，加上她看過的大量有關的西藥保健方面的書籍，小說文學書更不必提。這是一種心靈和精神上的積累，時日一久自然潛移默化，有助於她對於人生的自我瞭解，所謂「活到老學到老」，就是這個意思。

閱讀、書寫，以及與朋友交談，都是一種溝通，更是一種自救和自助的方法。近年來我發現不少香港人不知道如何「說」出來，遑論寫作。「說」不只是普通的言談，而是一種更深入的「表達」（articulation），這才是自省的工具。總而言之，表達不出來而煩在心中，壓多了必然憂鬱成疾。所以，我覺得子玉的這本書，不只是「夫子自道」，也是自救救人，並且推己及人，應能助益相識和不相識的讀者。

在這個世界上，人是不孤獨的，也不應該孤獨。

——二〇〇八年八月十七日於九龍塘

附錄：張琛醫師提供中藥配方

憂鬱症分型與食療

一、心腎不交：

症狀：情緒不寧，心悸健忘，失眠多夢，夢交遺精，舌紅少津，脈細數

配方：蓮子肉三十克、百合三十克、麥冬十五克、合桃肉三十克

二、心脾兩虛：

症狀：多思善疑，頭暈神疲，心悸膽怯，失眠健忘、納差、面色不華，舌淡苔白脈細

配方：白朮十克、龍眼肉二十克、黨參十五克、淮小麥三十克、茯神十五克、陳皮十克

三、痰火擾神：

症狀：心煩不寐，胸悶脘痞，泛惡噯氣，夜間胃酸倒流，伴有口苦、頭重、目眩，舌紅苔黃膩脈滑數

配方：竹茹十五克、陳皮十克、法夏十克、合歡皮二十克、茯苓二十克

四、肝鬱化火

症狀：急躁易怒，胸脇脹滿，口苦而乾，或有頭痛目耳鳴，或大便乾結，舌紅苔黃脈弦數

配方：酸棗仁三十克、夏枯草十五克、生麥芽三十克、白芍十五克、刺蒺藜十二克、石決明三十克

五、陰虛火旺

症狀：情緒不寧，心悸健忘，失眠多夢，潮熱盜汗，五心煩熱，口乾咽燥，舌紅少津脈細數

配方：生地黃十五克、熟地黃十五克、麥冬十克、天冬十克、百合三十克、柏子仁十五克

六、沖任失調

症狀：月經失調，或女子絕經前後

配方：合歡皮二十克、杞子十克、巴戟天十五克、淫羊藿十克、當歸片十克

為達最佳效果，建議以上配方每週服食二至三次

以上配方僅供參考，服用前請先請教中醫師

國家圖書館出版品預行編目資料

憂鬱症，就是這樣,李子玉著；--
初版.-- 臺北市：二魚文化，
2008.12〔民97〕面；　公分.　--
（閃亮人生 B024）
ISBN 978-986-7237-99-6（平裝）
1憂鬱症2.通俗作品

415.985　　　97021054

二魚文化　閃亮人生　B024

憂鬱症，就是這樣

作者　李子玉
主編　廖之韻
校對　朱華、姚忠誠
美編　陳廣萍
出版者　二魚文化事業有限公司
創辦人　焦　桐
發行人　謝秀麗
社址　106 臺北市羅斯福路三段245號9樓之2
網址　www.2-fishes.com
電話　（02）23699022
傳真　（02）23698725
郵政劃撥帳號　19625599
劃撥戶名　二魚文化事業有限公司
法律顧問　仲誠法律事務所／林鈺雄、陳永來、魏雯祈 律師
總經銷　大和書報圖書股份有限公司
電話　（02）8990-2588
傳真　（02）2290-1658
製版印刷　李白分色製版印刷事業股份有限公司
初版一刷　2008年12月
ISBN　978-986-7237-99-6
定價　220元

題字篆印　李蕭錕